―子育て世代包括支援事業―

産前・産後ケア

ここから始まるコミュニティづくり

監修＝福島 富士子

財界研究所

はじめに

令和３年６月18日、いわゆる「骨太の方針２０２１」（「経済財政運営と改革の基本方針２０２１ 日本の未来を拓く４つの原動力～グリーン、デジタル、活力ある地方創り、少子化対策～」）が経済財政諮問会議での答申を経て閣議決定されました。

そのサブタイトルに「少子化対策」がとりわけ謳われたことを反映し、少子化の克服と子供を産み育てやすい社会の実現に向け、「結婚・出産の希望を叶え子育てしやすい社会の実現」と「未来を担う子供の安心の確保のための環境づくり・児童虐待対策」が盛り込まれました。これは明らかに子育て支援に取り組む政府の強い姿勢を表したものと言えます。具体的に見ても、男性の育休取得促進、結婚支援、そして子育て支援、包括的な政策パッケージを年内に策定、同時に、困難を抱える子供への支援等が抜け落ちることのないような体制の構築を目指すとするなど、「こども庁」（仮称）の創設を強く意識した内容となっています。こうした動きに先立つ17年８月、妊娠期から就学までの子育てを切れ目なく支援する「子育て世代包括支援事業」が各地方自治体の努力義務として法的に位置づけられました。これを具体的に進めるべく、厚生労働省は同時に「子育て世代包括支援センター事業業務ガイドライン」と「産前・産後サポート事業ガイドライン」及び「産後ケア事業ガイドライン」を示したのです。「子育て世代包括支援センター事業」における三本の柱（①母子保健相談支援事業②産前・産後サポート事業③産後ケア事業）は未来を担う子どもはもちろん、その子どもを育てる母親を含む家族にとっても重要な施策です。そのためにも、国、自治体、民間、地域それぞれが課題認識を持って互いに支え合う仕組みが必要になります。

こうした三本の柱の中で、特に重要な施策は「産後ケア」です。

日本では産後ケアを掲げる本格的な施設としては、08年に東京の世田谷区と武蔵野大学が全国に先駆けてモデル事業として「産後ケアセンター」をオープンしたのが始まりで、次いで埼玉の和光市、千葉・浦安市や山梨県などがこれに続き、行政主導の産後ケア事業は全国にその流れが広がりつつあります。本著はそんな問題意識から17年8月に「産後ケア」について上梓いたしました。今回はさらに法改正などに基づく最新の情報を盛り込んだ形での「子育て世代包括支援事業　産前・産後ケア　～ここから始まるコミュニティづくり～」としてこの度発刊することになりました。

妊娠から始まるコミュニティづくり・地域づくりという観点から理解を深めてもらえれば、との思いから本書を上梓するものです。

もくじ

インタビュー

対談

福島 富士子 東邦大学教授 × 篠原 聡子 日本女子大学学長

「生活」の原体験を担う「産後ケア施設」の空間とは？

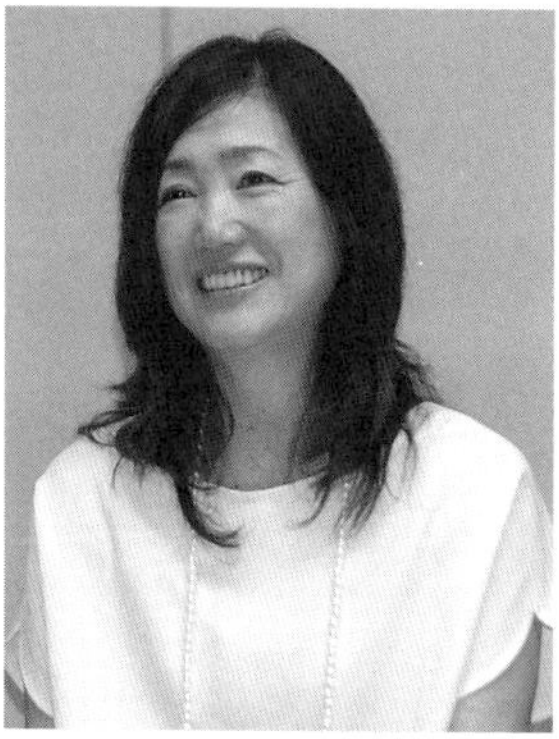

ふくしま・ふじこ　１９５７年（昭和32年）生まれ。静岡県出身。横浜国立大学大学院環境情報学府満期退学。医学博士。国立保健医療科学院を経て、２０１４年から東邦大学看護学部教授。13年一般社団法人産後ケア推進協会を創設。

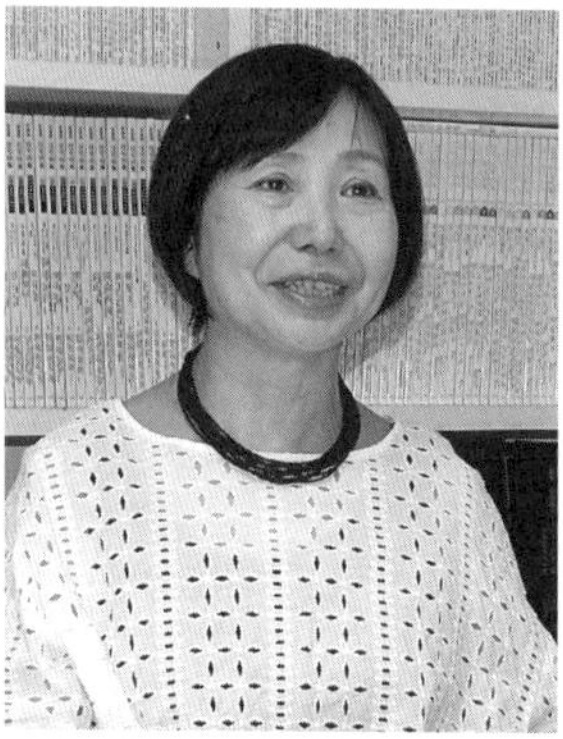

しのはら・さとこ　１９５８年（昭和33年）生まれ。千葉県出身。日本女子大学大学院修了後、香山アトリエを経て空間研究所主宰。２０１０年日本女子大学家政学部住居学科教授、20年５月より現職。

家族でなくても助け合える「空間の仕掛け」

福島　先生にお会いできて光栄です。先生が設計・運営されている「シェアハウス」のお話をこの間、ご主人様（隈研吾氏）からうかがい、非常に興味を持ちました。

私の研究の母体は母子保健ですが、日本には助産師さんが「妊娠・出産・子育て」を地域でサポートしていた時代が長くあって、それが家族と家族、人と地域を結ぶひとつのキーだったと考えているのですが、今の時代それがなくなってしまいました。その再興をできないかと思い、ずっと研究してきたのですが、特に今は「産後」に焦点を当ててそれを考えています。それに対して、先生が研究されているシェアハウスで「縁をつくる」ことが、とても大きな示唆を与えてくれると思いました。

なぜ産後かというと、女性の社会進出が進む中で、高校受験、大学受験そして就活と続く中で、昔と比べて自分の時間を全く持てない女性が増えているのです。人生の中で自分の時間が少しあるとすると、妊娠・出産をするときで、そこで自分の生活を見つめ直せるときなのかなと思います。最初は衣食住から生活の立て直しが大事になるだろうと思っていましたが、食についてはここ15年ぐらい「食育」ということが言われ政策にもつながってきましたが、着ることと住居についてはまだまだという感じがします。こういうことをどうやって次の世代の人たちに伝えていけばいいか。「住育（じゅういく）」という言葉が相応しいかどうかわかりませんが、「住まう」ことを研究されている先生にそれをお聞きしたかったことが一つです。

それと人が生まれて育っていく「家」やその「住環境」について、お話を聞かせていただけたらと考えています。

篠原　私がシェアハウスを設計したり、運営することになったきっかけがあるんです。設計の仕事を始めたときは、日本では単身者のあり方が多様化している時期で、単身者のための住まいがワンルームだけでなく、デザイナーズマンションなどが登場していた頃でした。お金を払える人が出てきたこともあって、単身者の住まいでももう少し優れたデザインのものがあっていいのではないかと。そういう中で、各住戸のスペースやエントランスホール、ファサードがただ格好良くて、素敵なだけでいいのか？と思い始めていたのです。

そのきっかけは、大学で卒業論文の指導で、出会ったある学生でした。

この話は『住まいの境界を読む』（彰国社）という本に書いたんですが、その子はワンルームマンションに住んでいて「私は半径２００メートル以内に挨拶をする人が１人もいません」と言っていて、「それはやはり変だと思う」と言うわけです。私もそうなんですが、その子も田舎の出身だから、やはり違和感を感じていたのだと思います。

こんな若い人でもそういうことは変だと思っている。みんなが必ず隣の人と仲良くならなくてはいけないこともないのですが、やはり最低限、居住圏の中で人のつながりは必要で、住宅もそういうことにもう少し関わったほうがいいのではないか、と思ったのが最初です。それから単身者居住の調査をしたり、設計をしたりする中で、家族ではないけれど助け合えるような「空間の仕掛け」のようなものができないかと考え始めました。

でも最初にシェアハウスを作ったときはやはり、少し面倒くさかったですね（笑）。不動産屋さんに頼んで一戸一戸ばらで貸した方が、オーナーにとっては収入になるし、設計者にとっても手離れが良くていいわけです。でも、いろいろ研究していると、それでは結局、ワンルームマンションの少し格好いいものを作るのと変わりないと思ったのです。それで、自分の家から近いところで、賃貸の集合住宅を設計する機会があったとき、シェアハウスを提案して、その運営にも関わることにしました。何か住まいが、もう少し人の縁を作ることに関わってもいいのでは、ということなんです。

いま福島先生の産後ケアのお話を伺って感じるのは、家族や親族、近隣の様子がかつてとは大きく変わったことです。私たちの世代は出産のときに実家に帰ると、田舎があり、親や兄弟、親戚がいて何かのときは応援に来てくれました。その中でたとえ初めての経験でも、出産、子育てを無事に行うことができました。今の人たちは逆にどうしているのかと心配になります。

コミュニティの研究をすると、子育て期を共有することが仲間意識を作る重要な機会であることがわかります。実際、私はここで仕事をしていて、上の階に住んでいますが、妹世帯もここに住んでおり、子どもたちはもう大学を卒業するような歳ですが、子育てを姉妹でシェアしてきました。と言っても、妹の負担が、かなり大きかったと思いますが（笑）。

確かに単身者がどう暮らすかも含めて、子どもを産み育てる中で住環境をもういっぺん立て直さないと、子どもは増えないのではないかと思います。

育児をする以前に「生活」の経験がない現代人

福島　われわれソフトの面の研究をずっとしてきて、それが注目されもするのですが、実はハードというか住空間そのものが大事なのでは？　と、ときどき思うのです。

篠原　先生が特にフォーカスされているのは産後ですから、赤ちゃんを産んですぐの住空間、ということですか？

福島　そうです。キーワードは「母子の愛着をしっかりつけること」です。いま病院でお産しても4日で退院して家に帰されます。

篠原　たったの4日ですか。

福島　はい。しかも病院にいる間は全て「医療モデル」です。妊婦の健診に始まり、食事も検温も全てです。ここに「生活モデル」という考え方で、しっかり丁寧に指導することが大事ではないかと考えています。

今のお母さんたちの問題は、育児に戸惑うこともそうですが、その前に「生活」がないことです。それこそ自分で生活を整えることをほとんどしないまま、子どものときから勉強を続け、社会人になると都会で単身、産業社会の中に組み込まれ、男性と同じように働き、男性と出会っても生活者ではない者同士が一緒になって、子どもができて初めて「生活」を始めることになるのです。

篠原　一人のときは何とでもなりますからね。

福島　そうなんです。コンビニもこれだけあちこちにありますし。

篠原　「生活」するという部分では、確かにシェアハウスは役に立っているのかなと思います。もちろんシェアハウスでも種々のサービスを入れて、お掃除から何から全てしてくれるところもあります。ですが、シェアハウスに安く住むだけではない利点があるとすれば、自分たちで掃除をして、洗濯も、共有物の買い出しも、全て自分たちで行うことにあると思います。うちでは皆そうしています。自分たちで「生活」を「マネジメントする」ことがシェアハウスの基本なんです。

　もちろんそのために、入居者同士でいろいろなコンフリクトも起きるわけですが、シェアハウスでの生活体験を若いときにするのは、そういう意味ではいいことなのだと思います。

日本の産後ケア施設第一号は「合宿所」のイメージ

福島　産後ケアには施設型を始め、いろいろな型がいくつかあるのですが、約10年前に世田谷で初めて、日本で第1号と言える産後ケアの施設を作ったのです。そこは言ってみれば、お母さんの「合宿所」なのです。出産したお母さんがそこで1週間ぐらい一緒に暮らします。そこに助産師さんがいて、お母さんの話をじっくり聞いてくれます。ある意味、おばあちゃん役であることに加えて専門的な知識をもった人が、その知識を伝えて、お母さんたちが共有していく。

篠原　その施設は退院して家に帰ってから通うところなのですか？

福島　退院してそのまま来る方もいます。そもそも行政（市区町村）の管轄の仕事なので、出産後4カ月という規定があって、その間は退院して家に帰って、しんどくなったらそこを使える仕組みです。今度、国が産後ケア施設のガイドラインを作って、1週間分は地方自治体（市区町村）から2分の1、残り2分の1は国から補助金が出るようになりました。

篠原　では世田谷区の人は出産して4日で退院したら、そこに行けばいいのですね。

福島　そうです。家に帰っても誰も見てくれる人がいないとか、夜泣きがひどくてやりきれなくなった、といったお母さんたちが来られます。

篠原　韓国などには何かとてもゴージャスな、ホテルのような産後施設があると聞きますが、そういうものもビジネスとして成り立つのですか？

福島　そうですね。世田谷の施設を作るとき、韓国や台湾にはそれよりも20年も前から産後ケアの施設がありました。韓国や中国、台湾では出産後1カ月間ぐらいの養生を非常に大事に考える風習があって、食事でもしっかりと食養生をします。それが韓国や中国の場合、お金のある人たちのビジネスモデルとして発達してきたのです。

日本でこれを行政の補助を受けて始める場合、社会的ハイリスクの人たちに手が届かないといけないし、お金に困っていない一見社会的リスクがないように見える人の中にも家族関係の大変さがあったりとか、全ての人にどうサービスを届けるかを最初に考えなくてはいけませんでした。

世田谷の場合、実際の運営コストは1泊2日で6万4０００円かかっています。それを世田谷区の住民は1割負担、6４００円で泊まれるようにしました。そのために武蔵野大学で経営をしてもらう仕組みを作り、資金は区から全額税金で賄うようにしましたところ、国でも注目せざるを得ないほど成功して、ガイドラインを作るまで来たということなんです。

日本ではいま全国各地の市町村で産後ケア事業に動き出していますが、韓国や台湾の場合、行政は一切入っていません。

篠原　ビジネスなのですね。だから比較的、富裕層の人が利用する。

福島　そうなんです。日本の場合はその両方を同時進行でやっていくことが必要ではないかと思います。日本は行政の信頼がありますし、地方ではなかなか富裕層の市場がないところもあって、行政が入ってそれぞれの地域に合った仕組みを作っていくことが一つの課題です。もちろん、産後ケアのためにわざわざ日本から韓国に行く人がいるぐらいですから、富裕層に対して民間が産後ケアのモデルを日本できちんと作ることも大事な課題だと思っています。

篠原　「こども食堂」というのがありまして、そのＮＰＯを運営している方が大学に来られてレクチャーをしてくださったのですが、子どもにきちんとした生活環境や教育を与えないことが社会にとってどれだけリスクか、というお話をなさっていたのがとても印象的でした。

自分のことを思い出しても、やっぱり産まれてすぐのお母さんってすごく不安定で、赤ちゃんがずっと泣き続けていると「どうして泣き止まないのかな」と思って不安になったり、でもおばあちゃんがいて「赤ん坊は泣くのが仕事だから」と言われるとそれだけで安心できるのです。そういう環境がないままで赤ちゃんを育てるのはなかなか大変で、そのときお母さんと赤ちゃんが受けるストレスはたぶん、その後にあまりいい影響にはならないでしょう。

だから比較的裕福な人のケアの部分は当然あっていいと思いますが、経済的にも大変なシングルマザーをサポートしたり、放っておくと虐待された親がまた子どもを虐待するような負の連鎖が起きないように、ここの大変なときを手厚くケアすることはとても大事なことですね。

中に入ってオーガナイズしてくれる存在

福島　先生のシェアハウスのお話しを聞くと、若いときから生活基盤をしっかり整えていくことが大切で、産後ケアと繋がると思いました。時間があるからやるのではなく、毎日毎日の生活の中で作られる基盤だから大事なのだと思います。

篠原　そうですね。東京にシングルマザーのためのシェアハウスというのがあって、大手の鉄道会社が運営していますが、コマーシャルベースではなかなか厳しいようです。そこを見にいったのですが、ちゃんと家賃を払える人たちが利用していましたが、それだけでは駄目なのかなと思います。そこに何かしらソフトが必要ではないかと思うのです。

子どもができると、自分の子どもが一番になって、子どもにはこういうものを食べさせたい、こういう躾をしたいと考えるので、共同のキッチンがあるのに一緒にご飯を作って食べる人はいないのだそうです。7、8組入居していましたが、オープンキッチンがあって、誰かが早く帰ってきてご飯を作っておくことがあるのかと思ったら、そういうことは全くない。それぞれ自分が作ったものを子どもに食べさせています。各階にもミニキッチンがあるので皆、次第にミニキッチンを使うようになるそうです。だからやっぱり同じ立場でない人、助産師さんやおばあちゃん役の人がオーガナイズしてあげるような、何か仕掛けがないと支え合うような関係にはならない。それでも孤立しているよりはずっとましだと思いますが。

福島　その通りなんですね。産後ケアの施設でも、何かの仕掛けを作らないと、自分たちで自ら集まろうということはあまりないですね。

世田谷の施設は、初産で35歳とか40歳の人が多くて、それは世田谷区の土地柄もあって、入ってくるのは働いている女性なので、経済的には恵まれていて、ですが子どもが生まれたからといって育児グループに入ったりすることはなくて、むしろ時間がなくて社会との接点はどんどん失われて、家と会社の往復という感じになっている人たちです。それで産後ケアに入ると、やはり最初は皆、個室を選びます。「食事は下でみんなで食べるようになっています」と言うと、「部屋に運んでもらえないんですか？」と聞く人がほとんどです（笑）。

篠原　やっぱりそうなんですね（笑）。

福島　「いくら出せばオプションでやってもらえますか」という人もいて（笑）。「そこはなくてごめんなさい」とお答えすると、しぶしぶ1階に降りてきてみんなで食べるのです。最初はお互い横を向いていても、3食一緒だし、またこれが大事なのですが、夜、ゆっくり助産師さんと向き合っておっぱいケアを受けたりしていると自然とリラックスしてきて、助産師さんから「○○さんたちはどう？」といった働きかけもあって、もう帰るときは普通に携帯番号を交換しあったり、子どものことを忘れるぐらい仲よくなっているのです。だからこれが産後のお母さんの合宿所として、大事なソーシャルキャピタルのきっかけづくり、橋渡しになると思っているんです。

個室とオープンスペースの中間的な状況を作り出す

篠原　その話を伺うと、たぶんソフトの部分で、みんなが居ることとそれをつなぐ助産師さんのような存在があることと同じように、空間にも個人の部屋があり大きな食堂があるだけではなく、やはり少しインティメートな、個室ではないけれど少しゆっくり話せたり、少人数になれる、そういう個人と集団の間ぐらいの場所を考えることが大事なのだと思います。

シェアハウスを作るとき、「1人になれるコモンスペースって重要なんです」と言われたことがありました。みんなが使うリビングがあって、階段を上がっていくと屋上に出られるのですが、みんなが大勢いるとき、ビール1本持って上がっていくと大勢とは別に2人で話をできるといった、そういう「メディア」になる空間や、助産師さんのような人が必要なのかなと今、お話を伺っていて思いました。

福島　そうですね。産後ケア施設の第2号を埼玉県の和光市で始めていますが、ここではもう少し郊外型の施設になっています。土地を広く取れることもあって、母子の福祉避難所のようなものを意識して、何かあったときには本当にサンダルで子どもを抱えて入って来られます。広い空間にミルクやおむつが置いてあり、みんなでシェアをする場所に、そういう緊急に必要なものを置いています。

篠原　ある種のオープンな感じになっているのですね。

福島　そうですね。先生が先ほどおっしゃった、個室があって、大勢が利用する広いスペースがあって、その中間的なところに、助産師や少人数が来て、出たり入ったりが結構自由になっています。

篠原　そうした個室とオープンスペースの中間的な状況を作ることは、他人同士が一緒にいるときは結構、重要なのです。

福島　病院のように、予約しないと入れないような施設ではないということが重要なんですね。

篠原　そうですね。クローズな集団でないこと、いつでもアクセスが可能ということとはとても重要でしょう。ところで、お母さんが産後ケアを受けている間、お父さんはどうしているのですか？（笑）。

福島　そうなんです。最初に産後ケア施設を作るときから、お父さんの居場所も考えていたのですが、和光の施設では上の子とお父さんは一緒に入ることができて、食事も一緒に作れます。お父さんの役割も産後ケアの大きなテーマなのです。病院だと、父親とはずっと隔離されてしまいますからね。

篠原　そうですよね。お父さんの参加も求められますね。

福島　和光の施設には、お父さんも一緒に入れて、お父さんはそこから職場にも行けるようになっています。上の子もＮＰＯの人に頼んでおけば保育園に連れていってもらえるし、また保育園から連れて帰ってもらえます。それで、和光では、ここでお産もできるようにしているのです。

病院以外のところで出産するということ

篠原　病院ではないところで出産するというのは、とてもいいことですよね。私、子どもを産んでもう何年か経った40歳代のとき、婦人科の病気で入院したことがあったんです。新生児室が近くにあるので、うちのおいっ子がお見舞いに来たら、「おばちゃんの赤ちゃんはどれ？」と言うんですよ。私はたいした病気ではなかったから良かったけれど、これから手術をしようとしている大変な人と、赤ちゃんが生まれるという人が一緒の部屋にいるとどういう気持ちなのかな、ということを少し考えたりしましたね。

福島　そうなんですね。その話は結構、大事なことを衝いていますね。今、病院ではお産が少なくなっていることもあって、お産の人が混合病棟で内科や外科の患者さんと一緒にいたりしていて、ゆっくり助産師さんが関わる時間がとれないのです。これはやはり問題だなと思います。

産後ケア施設にはいろいろな型の施設がありますが、地域にある助産院や病院、それにホテルを産後ケア施設に使う例もあるんです。ただ病院も、これまでの病棟そのままではなくて、産後ケア施設としてデザインを改造することが大事ではないかと思いますね。

何か今までの病院というのは、本当に真っ白なイメージで、カーテンもベッドも全てそうですよね。清潔感を出すためだと思うのですが、何か決まりごとでもあるのですかね。

篠原　そうですよね。私は病院のデザインをやったことがないので分からないんですけれど、やはり白に対する衛生信仰みたいなものがあるのだとは思います。

福島　フィンランドには産前産後のお母さんを支える「ネウボラ」という、相談や簡単な診察ができる場所が全国各地に設けられている子育て支援の先進国なのですが、そのフィンランドでは、病院の内装もテキスタイルが中心で、本当に和むんです。日本で産後ケア施設を病院の空きベッドを使って行っていくには、素人考えですけれど、何かこれまでとは違う空間をまず演出していくことが大事ではないかと思うのです。

篠原　そうですね。病院で亡くなるのがいいことかどうかは分からないのですが、多くの人にとって病院がファイナルホームだとすると、病院こそ「家」として作るべきではないかと思ったりもします。

福島　病院を「家」や「生活」の場に改造していくことに関しては、どんな入り口があるのかなとずっと考えているのですが、いま日本では産婦人科の医師になる人が少なくなってきていて、お産ができない病院が増えているのです。
それで、空きベッドができているので、助産師さんたちに委託して産後ケア事業をそこで運営していく構想が結構できたりしているのです。ただ、それを病院の中のスタッフだけでやると、どうしても「管理」になってしまうんですね。

スタートを間違えば違う方向に行ってしまう

篠原　「生活」から離れてしまうということですね。私の弟は医師で緩和ケアに関わっているので、病を治すというより「クオリティーオブライフ」が大事という話をよく聞きます。こういう施設の建築もそのように、インテリアや居住性をより重視することを考えるようになってきているんです。産後ケアでも、これが何か、病院そのものを変えていくきっかけになるといいですね。

福島　ええ、産後ケアは、そのようなことが期待できる事業ではないかなと思っているんです。そこで先生の、「空間をシェアする」というコンセプトは、とても大事だなと思うのです。病院の病棟は、お産のときでも5人部屋のような大部屋だったりするんですが、今はみなさん、個室を求める人が増えています。それはある面、やむを得ないのかも知れません。ですが、それでも食事をする場所や、先ほど先生がおっしゃった中間的な空間を組み合わせて、何か今までにないモデルが作れたらいいなと考えています。

篠原　こういうものってたぶん、「初動」が大事で、そこを間違えると違う方向に行ってしまうのですよね。先ほどの「子ども食堂」を運営するＮＰＯの人たちは、「最初を間違えると、かえって高いお金を払うことになります」と言っていました。たとえば、教育が受けられなく、職にも就けない、それで結局、その人は生活保護に頼るようになってしまう、とかですね。

　きちんと生活者として生活をし、その中で出産して、お母さんが幸せで、赤ちゃんも幸せというスタートだったら、その後の人生もうまくいきやすいような感じがするのですが、そういうことは医学的には証明されているのですか？（笑）。

福島　それが産後ケアでは大事な母子の「愛着」形成なんですね。スタートはみんな裸ですから、もうそれこそ、貧富の差も何もないわけです。しっかりおっぱいをあげて、赤ちゃんとお母さんだけが見つめ合って「かわいい」と感じる感覚。女性ホルモンはお産で胎盤がはがれた瞬間に、ストンとゼロ近くに落ちるんです。それが、赤ちゃんにおっぱいを吸わせることで、今度はオキシトシンホルモンというのが出てくるのです。

篠原　それはちょっと分かる気がします。私は子どもが生まれて、子どもの顔を見たときに、すごく幸せだなと別に思わなかったんです。お産が大変だったので。「うーん、これがおなかに入っていたのか」と（笑）。そうしたら、産科の先生からは「みんながそう思うわけじゃない」と言われましたけれど（笑）。

でも、やはりそれは授乳したりしているうちに、何かこの子のために何ができるかという気持ちになっていったように思います。不思議だなと思っていましたから、それは、女性ホルモンとは違う働きだったのかと納得しました。

福島　そうですね。それで、こういう女性ホルモンがゼロになることが起きるのは、動物の中でも人間だけなのだそうです。オキシトシンというのは、私は「母性ホルモン」だと認識しているのですが、この母性ホルモンに切り替わるまでの間は、お母さんは赤ちゃんをやはり受け付けにくいんです。だからこそ、この間をしっかり、それこそ赤ちゃんにおっぱいをあげる時間と空間を、お母さんにたっぷり与える、赤ちゃんにゆっくりおっぱいをあげてもらうことがとても大事なのだと思います。乳が出るか出ないかは問題ではなくて、赤ちゃんにおっぱいを吸わせることで、オキシトシンホルモンが出て来ていい気分になるんです。だからお産がなかなかうまくいかなかった人も、母乳でリベンジが可能なんです。

篠原　身体的にも精神的にも非常にセンシティブになるこの期間をどう過ごすかということがたぶん、とても重要なのですね。

福島　そうです。先生がおっしゃった「初動」ですね、最初のスタートがとても大事なんです。たとえば助産師さんのところでお産をしたお母さんたちというのは、それまではほかと同じようなただの若い女性であっても、妊娠期からお産を一緒に乗り越えてくれる人がいて、本当に丁寧に丁寧にサポートをされてお産できたことで、こういうことをほかの人にも経験してもらいたい、日本中のお母さんがこうだったらいいなと、そういうふうな発想になる人が多いのです。格好良く言えば社会性が育つ、ということだと思うのですが、そんな頭で考える仰々しいことではなくて、「私はこんなにハッピーだから、みんなハッピーだといいよね」みたいなことに繋がっていく一つの大きなきっかけなのだと思います。

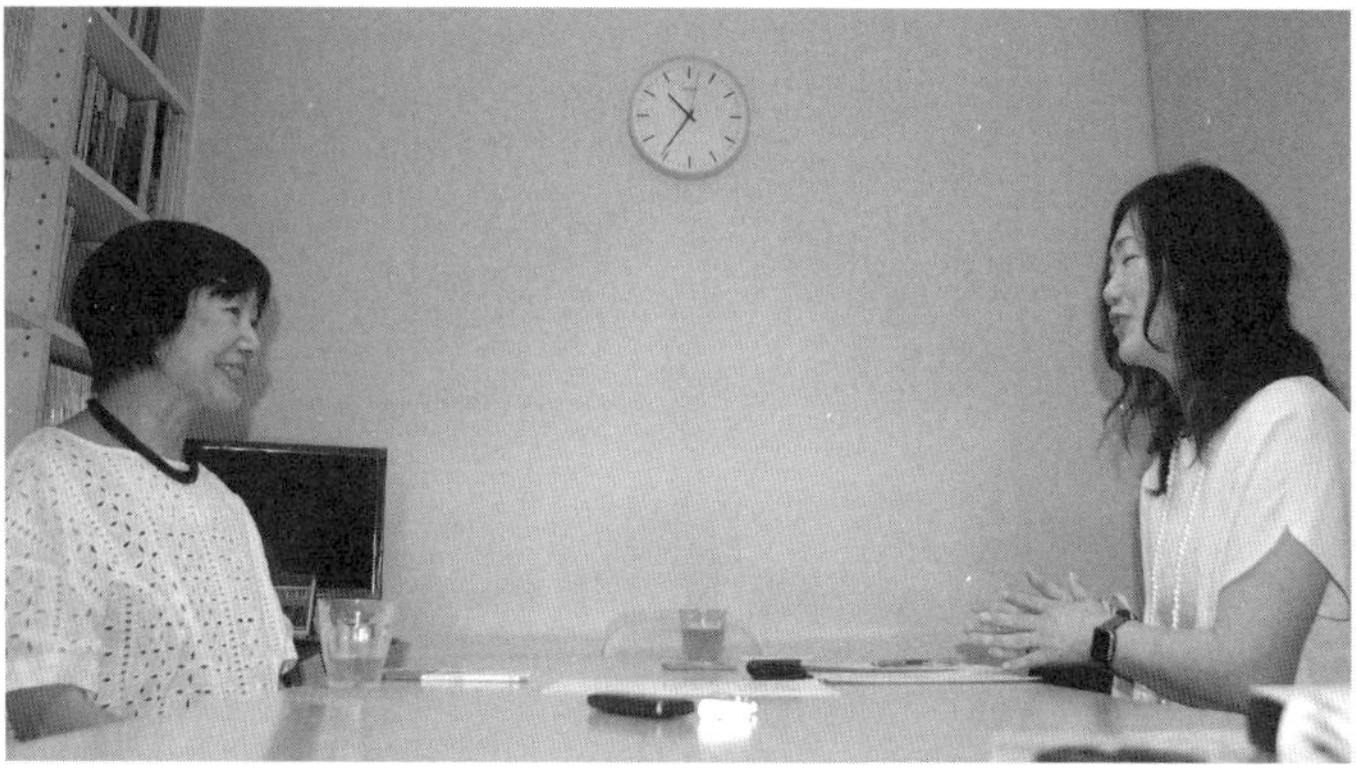

だから、これを大事にしていくにはソフトだけでは駄目で、たぶんその空間の考え方は結構、大事なのだと思うのです。

篠原　空間の問題も結構ありますよね。高齢者の施設などでは、空間の設計は個室を中心にして、しかも小さな単位を作ってユニットケアでやろうとか、ずいぶんたくさんの研究者が提案していますが、出産、産後ケアとなると、やはり医療分野のような気がして、そういう方面に強い方はおやりになるかもしれないけれど、普通に私たちのように住まいのことをやっているものにはやはり少し敷居が高いし、産後ケアのイメージにどうも、韓国のゴージャスツアーのイメージがあって、私たちの仕事ではない気もしていました。

福島　そういうイメージが定着してしまいましたね。

篠原　お金持ちの施設だからわれわれの子育てとは関係ない、というような。

福島　そうですね。子育て支援先進国のフィンランドでも、本格的な産後ケアの施設は3年前に始まったばかりなんですが、12年前に私がフィンランドを訪れたときは、今の日本と同じ、そのモデル事業をやっていたのです。どんなことをやっていたかと言うと、病院の隣のホテルのワンフロアが産後ケア施設で、病院の横に地下を掘ってそこと繋いでいるのです。病院で赤ちゃんが生まれるとすぐ、「あなたはこのまま病院で過ごしますか、それとも産後ケアに行きますか」と尋ねられます。産後ケアだと一日四〜五千円かかりますが、地下の通路をだあっと通ってホテルの産後ケア施設に行きます。そこにはお父さんが待っていて、お父さんと子どもとお母さんの3人で、3日間ですが、そこで過ごせます。

フィンランドの方式は完全に、自立への支援だと言われていて、産後ケア施設のコーナーにはナースルームがあり助産師さんたちが一応はいますが、一切、関わらないのです。かたや病院の方を選ぶと、朝6時に検温があり、いろいろな指導があり、管理の中で行われる病院型のケアです。

この産後ケア施設は、基本はホテルですから、階下にレストランもあり、そこから食事を運んできてお父さんと3人で食事ができます。何か質問があればナースルームに来て下さい、という形のケアです。

篠原　昔はコミュニティの中で出産も育児も見て育っているから、何となくそのやり方が分かっていたのでしょうけれど、そういうところで見守られながら自立していくやり方はいいかもしれませんね。

福島　そうなんです。だから、わたしは妊娠期〜子育て専用のシェアハウスをやってみたいと考えているんです（笑）。赤ちゃんが生まれる前からそこで過ごす。昔の助産院は、結構、そういう形でした。今でも助産院をやっている先生たちは、四、五床の施設で、みんなで育てるやり方をしています。始めが肝心ということですね。

お誕生日を祝い、おせちを作る「暮らし」を経験できる空間に

福島　実際の写真を見ていただくとわかりますが、世田谷の産後ケア施設では助産師さんが大きく関わっています。利用者の赤ちゃんを抱いたり、お母さんが食事中に

赤ちゃんを預かって入浴させたり、赤ちゃんと手遊びをしたり。

わたしは台湾の産後ケア施設も見てきたのですが、台湾には１カ月居られるメニューがあります。いいかどうかは別として、いかにも民間型なのは、保険会社が来て子どものための保険などの説明をしたりしています。

日本には新宿に社会的ハイリスクの人のための産前産後ケア施設があります。妊娠６カ月から産後６カ月まで、長期間居られるところで、利用者のほとんどがシングルマザーです。中にはカード破産や薬物依存の人、また堕胎したくてできなかった人などがいると聞いています。最初は合宿所のように過ごして、ここを出る前の１週間は「ステップルーム」、小さな台所とお風呂がついているワンルームに赤ちゃんと２人で過ごして、自信がついたらアパートを借りて出ていくのです。

この間に弁護士さんや専門の先生が来られ、お金の問題や心の問題など、いろいろな講座が開かれます。そうやって生活を整えてから出ていきます。こういう取り組みってとても大事だと思いますが、日本にはこういう産前産後の施設は他では聞いたことがありません。

こうした若いお母さんたちは、われわれが普通と思っている「暮らし」の経験が少なく、たとえば家庭でのクリスマスやお誕生日を祝ったりすることもなかなかないと聞きました。

篠原　まして、おせち料理を作ったこともないわけですね。

福島　そうですね。それをみんなで、お母さん役の職員さんたちとやってみる。生活のある意味の通過儀礼の意味で、体で覚えて成長していく。少しの期間ですけれど、こういう場所、施設に集まって生活する、そういう工夫が必要ではないかと思います。

今は児童福祉施設も昔とずいぶん変わっているようですが、それでも児童福祉施設で行うプランの基本はやはり、しっかり自分の服をたたんで、ここに置いて寝ないといけません、といった指導的なもので、普通の生活の中ではなかなかやっていないことを行っています。わたしはもう少し、普通の生活、暮らしを取り入れたことを施設の中でやっていきたいのです。

篠原　そうですね。普通の生活が結構、難しくなっていますよね。特に若い方は。わたしは女子大学で教えているのですが、大学にも親御さんの会があって、「どうしたら建築家になれますか」と聞かれたりします。わたしは「まずはあいさつですね」と答えています（笑）。

学生には微に入り細にわたって「そういうふうにコップは洗わない」とか、「テーブルの上にかばんを置かない」とか、「ノックする前にはコートを脱げ」とか、学生に注意しているんです。「大学を出たらこれから先、こういうことを注意する人はもういないからね。ただ『礼儀作法を知らない人だな』と思われて、付き合わなくなるか、仕事を外されるかだよ」と。だから、もう言えるだけのことは言って出そうと思っています。

福島　先生、素晴らしいですね（笑）。

篠原　人との関係を含めて、暮らしをマネジメントすること、つまり生活することなんですが、そこはあまり教育されていないないですよね。

福島　そうなんですね。たぶん、看護の分野では、看護学という学問になって大学院教育まであって、どんどんアカデミックになっていく中で、そういう部分がそぎ落とされてきたことがあるのではないかと思います。看護大学院では2年間で助産師の資格を取るんですが、だから優秀な助産師は論文が書けて、英語の論文が読めるといったような方向にどんどん進んでいます。もちろんそれも大事ですが、やはり未来を作っていくためにはもっと、過去の現場、お産婆さんの時代に地域でやってきた知恵を生かしていくことも大事だと思うのです。もちろんそういうことを始めている先生も多くいらっしゃいます。

篠原　お産婆さんが活躍していた時代、その人たちが地域コミュニティの中で持っていた力のようなものには格別なものがありましたよね。

今の時代、日常をマネジメントする力のようなものが低く見られているように感じますが、やはりこれこそが文化だということではないかと思うのです。

地域コミュニティの「ハブ」になるような産後ケア施設

篠原　わたしは基本的に実務家なので、現場主義というか、現場そのものにいますから、論文を書くときは学生にはできるだけフィールドワークに出させて実際どう使われているか、どう評価されているか、何が課題かを調べさせます。現実から離れず、それを理論化することは重要だと思いますね。

福島　産後ケア事業を最初に始めたとき、助産院を全国に増やしていく構想を考えていたんですが、妊娠・出産・子育てまでイメージしていくと、やはり生活者が自分で決める、主体性を促していくことが大事だなと。

篠原　主体性は重要ですね。

福島　はい。それで、生活のしづらさを整えて、サポートしていく中で、住まい方、暮らし方、衣食住が大事だということに気がついたんです。

世田谷区が産後ケア施設を最初に作ったときには、まだまだわたしはそこまで考えが及ばず、建物は行政の担当の人にお任せの感じになっていました。これからはもう少し、産後ケアにはどんなものが必要で、どんな空間にしたらいいかを考える必要があるかと思います。

医療の場から地域に帰る、家に帰る、その中間のイメージを産後ケア施設の中でどう描けるか。そうすると女性の目線も大事になってくるのかなと思います。そういう中でシェアハウスのような考え方が取り込まれてくるのではと思うのです。

篠原　シェアハウスの雰囲気に近い産後ケア施設はいいかもしれませんね。ここでお母さんたちが情報交換をしたり、何か居て楽しいというか。

福島　そうですね。この間、都内のある区長とお会いしたら、都会型の産後ケア施設のモデルになる施設を作りたいとおっしゃっていました。いま、産後ケア施設は全国の市区町村事業で取り組まれ始めています。１９６０年頃、厚生省が全国各地に７００カ所ぐらい「市町村母子健康センター」を作りました。そのときは設計も全て国が同じ仕様のものを示して、病院がまだない地域でもお産をできるようにしたわけです。その現代版が産後ケア事業なのですが、今度は都会と地方とでは環境も違いますから施設、空間の作り方も違うでしょうし、利用する人たちの気質や文化も違うので、作られる施設のイメージも違ってくるのではないかと思います。ただ全国各地の人たちは本当に、何から始めていいか分からないというのが実情です。

その中で、自治体病院の改革をされている長隆さんが、「病院の空きベッドを利用すればいいのではないか」と言って、その方向から取り組んでいるところもあります。お母さんたちにとっては、病院の中にいるという安心感はありますね。もちろん市町村によっては、病院ではない形で作りたいというところも多いです。

篠原　そういう施設が地域の中に入り込んでいって、お母さんたちもそこに来て、出産を経験した人たちがお手伝いに来たり、それが地域コミュニティの「ハブ」になるような拠点のひとつになればいいですね。

福島　その通りなんです。今やらせていただいているのは全く、そこなんです。素人ですが、いろいろな施設のイメージを持って取り組んでいます。

篠原　空間的に、家と施設の差がどこにあるか、ということですね。ただ、同じ属性の人だけが、すごく限られた目的のために集まると、やはり「施設」になってしまうかなと思うのです。

産後のケアにしても、産後の赤ちゃんを連れたお母さんもいれば、助産師さんもいる、それから時間ができたから少しお手伝いをしてあげようという人もいたり、あるいは先生のところの学生さんがお手伝いに来たりとか。

福島　はい、そこで実習しています（笑）。

篠原　もうちょっと広いスペースがあればクリスマス会をやったり、周りの卒業していった子どもたちがやって来たり、何か目的が少し広がってくると、いろいろなことができるのではないかと思います。

福島　そうですね。日本では１９６０年から１９８０年代ぐらいまでは子どもの対策に非常に力を入れていましたが、１９８０年代以降、政府の政策が高齢者対策に傾いて、子どもの方の対策が疎かになりました。いま虐待の問題が増えているのは、この時代に新しい子どもの対策に手を付けてこなかったツケではないかと思うのです。

それまで活躍していた保健師さんや助産師さんも活躍する場が少なくなり、全部、病院にその役割が課せられました。お金を持っている人がいても日本の場合、そのお金を使える施設も無いわけです。

篠原　世代の連鎖ということで言えば、アメリカでトランプ前政権が登場したのは共和党が一貫して教育に対する予算を削ってきた結果だと言う人が結構いますね。つまり教育の水準が落ちて、寛容性が欠ける人が増え、そういう人たちがトランプ支持者になっているわけです。教育を受けているから、世の中にはいろいろな人がいるということが理解できるわけですから。そうでなくなると短絡的に自分を利せない世の中に不満が高まるわけです。だから教育はとても重要だと改めて思いますし、ここが始点なのだと思いますね。

福島　はい。やはりスタートを大事にすることをしないといけないのだと思って、本気で産後ケアに取り組んでいます。今日は本当にありがとうございました。

篠原　こちらこそありがとうございました。

インタビュー

「孤独」「不安」をなくすための社会的支え合いの構築に向けて

出産直後の「初動」、人生の切れ目を補う仕組みづくりを

日本女子大学学長　篠原　聡子

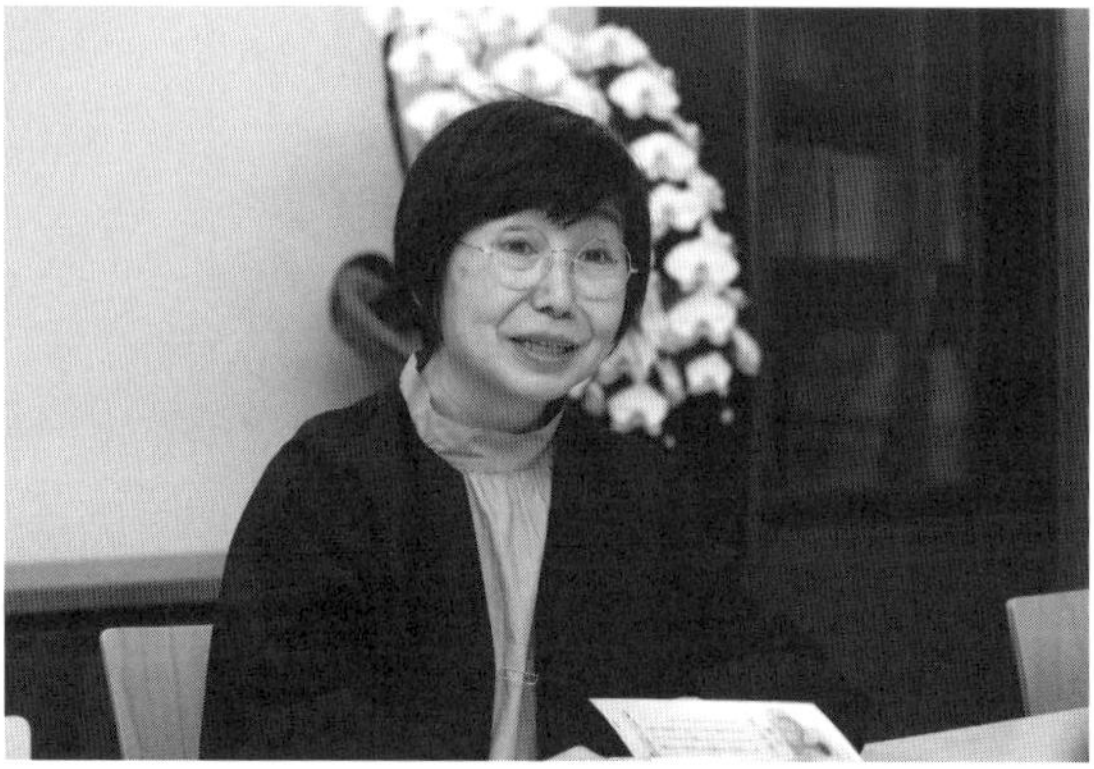

子どもが生まれた直後の「初動」が大事

―― 少子化が日本社会の大きな課題になる中で、母親や子どもをケアする「産後ケア」の今日的な役割をどのように捉えていらっしゃいますか。

篠原　昔の日本人は大家族で構成されており、子どもを産む母親もその中にいました。ですから、お産するときにも周りには家族がいて、初めてのお産で不安だったり、不安定な精神状態であっても、お産する母親を支えたり、励ましたり、手伝ったりしてくれる人が周囲にいたわけです。当時は核家族で東京に暮らしていても、田舎があったりして、お産するときに実家に帰ることができました。ところが今は核家族化が進み、凄く小さな家族の中で出産という大変な一大イベントをこなさなければならなくなりました。

私が以前、福島先生からお話を伺って印象的だったのは、子どもや母親にとっては子どもが生まれたその瞬間、その直後の「初動」が大事だということです。子どもが生まれた直後の時間がその後の子育てに大きく影響していくわけです。昔は大家族が母親を支える環境があったわけですが、今はそうではありません。ここを社会でどう手厚くケアする仕組みを構築するか。それが必要になるのだろうなと実感しました。

――どのような取り組みが必要になると考えますか。

篠原　例えば、福島先生がご提案されているような「産後ケア施設」が一つですね。産後ケア施設が身近にできれば、そんなに遠くに行かずに自分の地域や自分の生活圏の中で母子を支える仕組みになるのではないでしょうか。高齢者で言えば、シニアホームのようなものが自分の生活圏の中にあってもいいわけですね。

――戦後は子どもの支援に財政措置を講じ、高度成長期以降は高齢者の増加に応じて高齢者支援に財政を講じてきた歴史があります。

篠原　そうですね。海外では出産のために産後ケアが充実している韓国に行くという話もあるようですが、そういったビジネスの在り方もあり得るでしょうね。子どもが少ないから、逆に出産などにお金をかけるということもあるのでしょう。ただ私個人としては、普通の人が誰でも使えるような施設であるといいなと思います。

様々なお金の使い道がある中でも、産後ケアにかかる費用はそんなに大きな負担ではないと思います。例えば育った子どもが非行に走ったりして世の中が負担しなければならないコストを考えると、この初期投資は悪くないのではないかと思います。

―― 少子化は今後も加速していきます。これを防ぐ方策とは何だと考えますか。

篠原 まずは女性の出産に対する不安を取り除いてあげねばならないと思います。無痛分娩に対する手当などもありますが、そもそも生まれてきた子が正常なのかどうか、初産の母親はそれさえも分かりません。福島先生もおっしゃっていましたが、子どもを産んだお母さんの精神状態は非常にアンステイブル（不安定）です。ですから、そういった精神状態のお母さんをきちんと支えられる環境が必要です。周囲に相談できる温かい人たちがいて、子育てが楽しくなるような環境ですね。そうすれば、出産することに対する負担も少しは減るのではないでしょうか。

人生における切れ目、裂け目を補うような仕組みづくりを

――福島先生はスウェーデンやフィンランドを産後ケアの先進国として引き合いに出されますが、これらの国々ではそういった仕組みができているのでしょうね。

篠原 そうですね。おそらくヨーロッパや他のアジアの国々と比較しても、日本では近年、親族の連携、あるいは家族間の関係が希薄になっているにもかかわらず、それを補うような社会的なサービスがまだ整っていないという面はあるように思いますね。

――個と全体、そして社会で生きるという意識が弱いということでしょうか。

篠原 よく「自己責任」ということが言われますが、この自己責任という言葉は非常に重い言葉でもあります。自己責任を負える状況というのは、単に金銭的に裕福であるというだけでなく、身体が丈夫であったとしても、人生において限られた時間です。多くの時間、人はひとりでは生きていけません。人間関係の中で皆生きているわけです。戦後、私たちが失ったものは、そうした支え合う人間関係であり、「社会関

係資本」と言われるものなのだと思うのです。

これは「ソーシャル・キャピタル」とも言われますが、そういった社会関係資本と言われるものが、希薄になった部分、あるいは産後ケアのような日常生活の切れ目の部分を補うのだと思うのです。子どもを出産して保育園に通うまでの間の期間というのは、思ったように行動することもできないし、シングルマザーならなおさら、その制約は大きくなります。最近になって父親が産休を取得できるようになっていると思いますが、それが日常化するまではもう少し時間がかかるでしょう。人生の節々に、そういった切れ目や裂け目のような日常とは非連続な期間が所々にあるような気がします。

——これは産後ケアだけでなく、社会全体の話にもなりますね。

篠原　先ほど地域の話をしましたが、かつては近所に何人か声をかけられる人がいて、何人か心配してくれる人がいる。そういった生活圏の中で生活していたわけです。その意味では、かつて日本にあった生活圏をどう再構築していくかになります。私が地域と産後ケアの結びつきに着目したのも、こういった施設を持っているということが、その地域のエンカレッジに繋がっていくのではないかと思ったからです。きっと今でもそういったものは途切れ途切れに残っていると思うのです。あとはそれらをどう繋ぎ直していくかです。産後ケアの取り組みを通じて、そういう作業をしていくことが今後大事になってくると思っています。

日本を変える新しい仕組みづくり

東邦大学教授
福島　富士子

子育て世代包括支援事業　地域・自治体・国の取り組み

1．産前・産後ケアの充実を求めて

平成26年（２０１４年）、厚生労働省は妊婦健康診査や新生児訪問などの既存の母子保健サービスに加え、「妊娠・出産包括支援モデル事業」の実施を発表しました。この妊娠期から切れ目なく、出産、子育てを支援する事業は、市町村に保健師、助産師等の「母子保健コーディネーター」を配置し、妊娠届時に母子健康手帳の交付を行う時から妊婦とパートナーに対するアドバイスをスタートします。

対象はリスクの高い妊婦だけでなく全ての妊婦で、妊娠の始めから、出産や、退院後の生活を考慮したケアプランを一緒に立て、援助の方向性を示します。地域で支える母親支援グループを紹介し、セルフケアの仕方や、産後の支援者について考えてみるなどの支援を継続的に行います。

情報や知識を提供することはもちろんですが、妊娠、子育てで、両親が困らないように、また、困った時には自ら解決できるようにサポートすることが求められています。ここで悩みや不安を伝え、この場で解決できることは、解決し、難しい問題は地区担当の保健師につなぐ、関連の支援者につなげていくなど、解消の糸口を見つけます。安定した状態で子育てを行い、夫婦、親子の絆を深めていくことが出来る仕組みづくりのスタートです。

この事業は、平成26年（２０１４年）末に閣議決定された人口減少克服・地方創生にむけた「まち、ひと、しごと創生総合戦略」（平成26年12月27日に閣議決定）のなかにも位置付けられ、妊娠から子育てまでの切れ目ない支援は、重要な政策として展開が始まりました。

児童福祉政策「子ども・子育て支援事業」では、その中の利用者支援事業に「子育て中の親子」には「妊婦を含める」ことが明記され、「利用者支援事業の母子保健型」支援を創設し、妊娠期から子育て期にわたるまでの様々なニーズに対して総合的相談支援を提供するワンストップ拠点（子育て世代包括支援センター）を整備することが含まれました。この新たに創設された「母子保健型」支援の実施内容について、平成26年度は、「妊娠・出産包括支援モデル事業」の1事業（母子保健相談支援事業）としてのみの実施でしたが、右記の「まち・ひと・しごと創生総合戦略」において「子育て世代包括支援センター」として全国展開を目指す方向性が打ち出されたことなどを受け、平成27年度（２０１５年度）からは本格的に実施することになりました。

平成12年（２０００年）から10年以上が経過し、子育て政策にようやく日の目が当たってきました。児童福祉と母子保健などは省内での縦割りが課題である中で、前記で説明した今回の事業は児童福祉の中に母子保健の考え方が導入されており、児童福祉課と母子保健課の、お互いの情報のやり取りや連携がないと読み込むことがなかなか難しく、進んでいかない状況にあるでしょう。福祉と保健の連携がとても重要な課題であり、連携をとるチャンスでもあります。

2. 産後ケア事業

産後ケア事業は、「子育て世代包括支援」の仕組みの一つです。産後の母親の心身の回復に加えて、母子ともに良好な愛着形成を促進する大事な支援です。出産直後は両親と新生児の大事な出会いの場ですが、母親は女性ホルモンの劇的な低下によって、倦怠感が著しく、精神的にも不安定な状態にあるといわれています。

しかし、母親が大変な状況にあるこの時期は、赤ちゃんにとっては、心理的健康を決定するといわれる、「愛着」を形成する上で最も大事な時期で、この親子関係の質が個人の長期的な社会的・心理的健康を本質的に決定づけるものになるといわれています。つまり、産後ケアは、出産後の大事な時期に、母親となった女性の心身を癒し、親子の愛着形成と、親としての自立を促し、社会復帰への援助を行うことです。

また、妊娠中の孤独、子育て不安の解消、孤立を防ぐ目的として「産前・産後サポーター」も子育て世代包括支援センターの仕組みの大切な一つです。妊娠期から子育て仲間の輪を作り、女性を地域の中で包括的に支援することが本来の意味での産前・産後ケアですが、現在の母子保健事業ではほとんど抜けている状況にあるといえるでしょう。

3. 母親が最も大変に感じるのは約3カ月

産前・産後ケアを行う上で欠かせない専門職である医師、助産師、保育士・栄養士、心理士、「産前・産後サポーター」となる愛育班員、産後ドゥーラ、育児支援サポーター等の地域の人々の自立支援を支えるホスピタリティと見守るシステムが新しい家族への重要な支援となります。

　時間をかけて大きな赤ちゃんを産む疲労も大きいですが、このホルモンの劇的な変化が産後の女性に大きな影響を及ぼします。このことが伝わっておらず、出産すれば、女性はすぐ元気な元の状態に戻ると思われることが多いです。もちろん個人差は大きいですが、誰でもホルモンの影響もあって、産後にうつ症状が表れる可能性があることを知っておくことが大事です。

　心身ともに大変な時期に赤ちゃんとの関係を深めながら、待ったなしの育児がスタートします。女性が心身のバランスを保つために、ゆっくり休養し、育児をスタートする安心できる環境や時間を作っていくことが大切です。

　産科入院期間は短くなってきており、初産婦でも4日で退院となることが多いです。赤ちゃんのへその緒はついたまま湿った状態で、お母さんもまだおっぱいが張っていない状態で家に帰ることが多く、帰ってからおっぱいが張ってきます。入院中はサポートを受け、母乳を吸わせることができても、家に帰ったらうまくいかず、ミルクに移行してしまうケースも見られます。

統計によると、産後から母親が最も大変に感じるのは3カ月くらいまでで、その後は徐々に落ち着いてきますが、それまでが育児の混乱が一番のピークになります。特に、自宅に帰ってから1カ月健診を受けるまでの間、支援の手がない人も多いです。産科、小児科医療に加え、生活のしづらさがある人のための環境や新しい生活基盤の整え方、補助的援助を行う産前・産後ケアが今後ますます重要となっていくと思われます。

4. 親としての自立を促す

現代社会では、核家族の増加に伴い、産後に頼れるはずの両親が近くにいなかったり、地域とのつながりも希薄となるなど、簡単に子育て支援を受けることが期待できなくなっています。一方で、ネット環境が発展し、両親は多くの育児情報に出会うことが可能ですが、情報が氾濫する中、何を信用し、子育てをしてよいのかなど、迷いが生じる社会でもあります。

厚生労働省は平成29年（2017年）8月に「産前・産後サポート事業ガイドライン及び産後ケア事業ガイドライン」を公表しました。その中で「産後ケア」とは、分娩施設退院後から、母子に対して母親の身体回復と心理的な安静を促進するとともに、母親自身のセルフケア能力を育み、母子とその家族が健やかな育児ができるよう支援すると記載されました。

その後、令和元年（2019年）12月に改正された母子保健法では、各市町村に、出産後1年を経過しない女子および乳児の心身の状態に応じた保健指導、療養に伴う世話または育児に関する指導、相談その他の援助を「産後ケア」とし、実施の努力義務を課しました。

そして、母親の心身のケアや育児の相談支援を定められた施設に短期で入所して受ける「短期入所型」、施設へ通所して受ける「通所型（デイサービス型）」、居宅で支援を受ける「居宅訪問型（アウトリーチ型）」のどれかで提供することとしています。

出産後、母親はホルモンの劇的な低下により、疲労と精神的に不安定な状態にあるといわれています。また、父親にとっても新しい赤ちゃんを家族に迎え、今までの生活が一変する時期となります。子どもにとっては、人生の心理的健康のスタートである「愛着」を形成する上で最も大事な時期となります。

つまり、この大事な時期に母親となった女性の心身を癒し、親子の愛着形成を促すことは、親としての自立を促し、その後の子どもの社会的・心理的健康につながるといわれています。

5. 母子保健から解決しなくてはならない課題が増加

平成15年（２００３年）から3年間にわたって行った研究では、最終年の平成18年（２００６年）３月の最終報告書に厚生労働省に向けて政策提言を行いました。今行政施策として一番重要なのは、妊娠期から切れ目なく出産後も母と子、家族のために相談に乗る、地域に根ざした小さな産科施設や助産院の存在だということを書きました。周産期医療構想で大きな病院で出産する形になってきていましたが、地域の中で、切れ目のない妊娠・出産・子育てにつながる支援を早急に行わないと少子化問題も児童虐待の問題も解決はしないと考えました。

また、助産院の存在の重要性を提言しました。産むことの安全性はもちろん一番重要ですが、妊娠後から始まる生活支援の重要性です。何を食べ、何を着て、どんな住まい方をしていけばいいのか。新しい家族の関係性や地域の中で人間関係を構築していくコツは？　10カ月間丁寧に、検診だけでなく、暮らし方の支援をしていく存在の重要性でした。健康な生活、体づくりを10カ月間丁寧に行うことによって、安産につながるのです。

　また、地域の中に１９８０年ころまでは存在していた市町村母子健康センターの新しい形が必要だということを提言していきました。１９８０年ごろまで、国の母子保健の大きな課題は乳幼児死亡率でした。その課題は解決されたとみなされ、市町村母子保健センターは消えていきました。しかし、１９８０年代以降には前述したように、新たに児童虐待や不登校の問題を含め、母子保健から解決しなくてはならない課題が増えてきたわけです。病院だけでは解決できない問題を、地域の専門職や住民と関わり合いの中から策を作り上げる、地域母子保健計画の策定です。

　本来はこれがとても大事だと考えました。また、お母さん、赤ちゃん、家族に寄り添い、お母さんたちの生活と新しく始まる家族を支えていく、新しい暮らしを始めていく支援を地域の中で始めていかなければと提言したのです。それが現在の産後ケアセンターの基本モデルとなりました。

「母子保健法の一部を改正する法律」（令和元年法律第69号）が、令和元年（２０１９年）12月6日付で公布されました。本法律において、市町村は、①出産後1年を経過しない女子及び乳児につき、産後ケア事業を行うよう努めなければならないこと②産後ケア事業を行うに当たっては、産後ケア事業の人員、設備及び運営に関する基準として厚生労働省令で定める基準に従って行わなければならないこと③産後ケア事業の実施に当たっては、妊娠中から出産後に至る支援を切れ目なく行う観点から、母子健康包括支援センターその他の関係機関や、母子保健に関する他の事業等との連携を図ることにより、妊産婦及び乳児に対する支援の一体的な実施その他の措置を講ずるよう努めなければならないことが規定されています。

また、本法律は、公布の日から起算して2年を超えない範囲内において政令で定める日から施行することとされていましたが、令和3年（２０２１年）４月１日に施行されることになりました（厚生労働省ホームページより）。

本法は、心身の不調や育児不安等を抱える出産後1年以内の母親とその子を対象に、産後ケア事業の全国展開を図ることを目的としています。妊娠期から子育て期にわたる切れ目のない支援体制の更なる充実を図るため、令和2年（2020年）8月には平成29年（2017年）8月に公表されたガイドラインの改定案がとりまとめられました。産後ケアは、以上の法律分布によって大きく全国に拡がることになりました。

しかし、実施主体である市町村により、この法律の受け止め方は様々で、人口減少問題など、市町村の将来に対する問題意識の高いところは、少子化の時代に、このまちに生まれてきてくれる子どもたち、その家族の人生のスタートを支えることが重要課題として産後ケアから始まる切れ目ない支援に重きを置いています。どの市町村に住んでいても安心して健康な生活ができるよう利用者の目線に立った支援の実現が期待されると新しいガイドラインには謳われています。

6.「ネウボラ」と「ペイシェントホテルにおける産後ケア」

フィンランドは「ネウボラ」という妊娠期から始まる子育て支援が有名ですが、フィンランドのタンペレ市民病院には病院の隣に「ペイシェントホテル」があり、その4階のフロアに産後ケアセンターがあります。病院で出産した後、そのまま病院で3日間過ごすか、産後ケアセンターに移動し、過ごすか、どちらかを選べる仕組みになっています。

産後ケアセンターを選んだ場合、病院と繋がる地下道を通って、「ペイシェントホテル」内にある産後ケアセンターに移ることができます。このフロアの一角には助産師がいますが、指導的なことは一切せず、検温なども特にしません。家族３人で３日間、ここで過ごし、母乳の出を見るために体重を図りたいと両親が思った場合など、必要な時は助産師にアドバイスを受けにステーションを訪れます。この産後ケアセンターを選べるのは妊娠中に父親が産後の保健指導について研修を受けていることが前提となっています。

ここで重要なのは家族の「自立」ということです。家に戻って自分たちだけで普通に生活ができるように、ここからスタートをする仕組みです。産後ケアはお姫様のような癒しを提供するという考えとは趣旨が違っています。さすが子育ての国と思いますが、産後ケア事業が始まったばかりの日本では、すべての産後ケアがこの形で行うのはまだ難しいかもしれません。

これからどういう方向で日本型の産後ケアに取り組んでいくのかは、それぞれの地域の実情に合わせて進んでいくことになると思いますが、産後ケアセンターではお姫様のように羽根が伸ばせて癒しになってよかったけれど、家に戻ったら大変な生活が待っていて、といったような事態が起こらないようにしていくことも必要かもしれません。産後の母親の身体の回復プランと赤ちゃんとの生活プランを夫婦で一緒に、助産師と作り、実行する。心身のケアと家族の自立への支援を行う場所が、産後ケアセンターの場なのです。

7．産後ケアガイドライン

厚生労働省が示す産後ケアガイドラインには産後ケア事業の実施方法について短期入所型（ショートステイ）、通所型（デイ）、居宅訪問型（アウトリーチ）の3つが示されています。利用者が施設に短期入所して産後ケアの提供を受けるのがショートステイ型です。実施場所として病院もしくは病床を有する診療所の空きベッドの活用、または入所施設を有する助産所において行うことが適切であると書かれていますが、病院や助産所以外でもホテルや旅館などがショートステイ型の産後ケアを実施することは可能です。その際、実施場所によらず、1名以上の助産師等の看護職を24時間体制で配置する必要があります。

また、病院等では出産後の産褥期間（平均4日から6日間）をそのまま延長して入院する「産褥入院」と産後ケア事業は区別しなければなりません。担当者も、出産施設のスタッフとは別に、産後ケア従のスタッフがいることが必要となります。

ところで宿泊には市町村の判断によりますが、父親、兄姉等の利用者の家族を同伴させることができるようになっています。希望する夫婦が離れ離れになったり、小さな兄弟が母親と離れ、さみしい思いをしたりしなくても一緒にいられるこの仕組みは大変重要なことだと思います。また、帰宅後の生活の基盤となる地域での見守りも重要であり、ケア施設は自治体と十分に調整を行っておく必要があります。

①規模の特性を生かしたきめ細やかな良質なケアを行う観点から、利用人員はおおむね20名を上限②利用者に対して持参するもの（健康保険証、母子健康手帳等、その他宿泊に必要なもの）を事前に連絡しておく。また、緊急時の連絡先についても確認しておく③短期入所（ショートステイ）期間中に提供する食事については、利用者の身体的回復に配慮し、また、帰宅後の生活の参考になるよう配慮した食事を提供する

ことが望ましいなど、8月に改訂されたマニュアルには細かな配慮が記載されています。

8．通所型と居宅訪問型

厚生労働省が示す実施方法のうち、通所（デイサービス）型は個別もしくは複数の利用者が、施設に来所し、ケアを受ける仕組みです。対象は、授乳が困難な状況の人や、産褥の経過も順調で大きなトラブルは抱えていないものの、日中の支援者や身近に相談できる人がいない人などが含まれます。また、育児の疲労が蓄積している人がレスパイト的（休養）に利用をすることも想定されています。

個別型は①身体的ケアと保健、栄養支援②心理的ケア③適切な授乳ケア④育児の手技の具体的な支援や相談などに加え、仲間づくりを目的としたグループワーク等を実施していくことが望まれています。食事を提供する場合はショートステイと同様、身体の回復と、生活の参考になるよう配慮することが望まれています。集団型では主に利用者同士が不安や悩みを共有し、仲間づくりが目的の中心となります。複数の人や複数の担当者がいることで、様々な情報を得ることも可能となります。一部、授乳スペースとするほか、必要に応じて、個別相談や授乳、休憩等ができるような工夫も必要とされています。

運営側はケアを受けながら、身心のストレスを軽減し、仲間づくりができるような環境づくりに配慮することが必要です。板張りの洋室の場合はマットを敷く、個人相談ができるようにパーテーション等で区切られたスペースを作る。休憩用にカーテン等でプライバシーが確保された母親、赤ちゃんのためのベッド等の寝具を置くこと、バスタオル・飲食用の座卓、冷蔵庫、電気ポット等、また兄姉用に遊具や絵本等を置くなどの配慮についてもガイドラインに記載があります。兄姉を同伴させることも可能ですが、あらかじめ利用者も運営側も確認しておくことが必要でしょう。

ショートステイに比べると、利用者がサービスを受けやすく、人材の確保もしやすいため、運営実施を検討している場合、まずは通所（デイサービス）型から始めていくことも一つだと思います。

産後ケアの居宅訪問（アウトリーチ）型は自宅にケア提供者が出向き、ケアを受ける仕組みです。申し込みの内容により、助産師をはじめとする専門職がケアを行います。基本的には母親の身体的、心理的ケア、適切な授乳が実施できるためのケア、育児の具体的なアドバイスや相談が行われます。時間については自治体で定めることになっていますが、十分な時間を確保することが望ましいとされています。中には3時間近くを確保している自治体もありますが、実際には1時間から2時間の訪問であることが多く、十分な休養をとることは難しいかもしれません。必要な人には回数を増やし、継続的にケアを提供する体制が重要です。

また欧米に比べると、夫の育児休暇をとる人はまだ少ない日本では、家事や育児のサポートが必要ですが、産後ケアには家事は含まれておらず、産前・産後サポート事業（アウトリーチ型）の併用が求められています。

自治体は同時期に産婦訪問、乳児家庭全戸訪問事業、養育支援訪問事業、産前・産後サポート事業等が行われていますが、それぞれの目的や事業内容が異なります。支援する側は、利用する人の状態に合わせて、各事業を適切な時期に的確な内容で、重層的に支援ができるように図ることが求められています。

産後ケアのサービス利用料はすべての方法において利用料を徴収する形ですが、金銭等、社会的リスクが高い人については、利用料の減免措置等の配慮が行われます。

また、健康保険や国民健康保険等で補助を実施する場合もあり、健康保険組合等に補助の実施状況を確認することも大事でしょう。実施側はコロナ禍において、特に衛生面には十分配慮することが重要です。

非常に繊細で機微な個人情報を扱うため、利用者のプライバシー保護に十分留意し、慎重な情報の取扱いが求められます。情報は市町村の個人情報保護条例に基づき適切に取り扱うこと。個人情報の取扱いには十分留意して実施することが重要です。

9．産後ケア通所型の安全管理、感染症対策について

心身の変化が大きく、抵抗力が弱い産後の女性と新生児や乳児を預かる施設は、安全管理と感染対策が大変重要になります。特に宿泊中の赤ちゃんへの注意として乳幼児突然死症候群（ＳＩＤＳ：Sudden Infant Death Syndrome）、窒息などによる事故があります。ＳＩＤＳは既往歴も何の予兆もないまま死に至る原因のわからない病気で、窒息などの事故とは異なります。ＳＩＤＳ対策としてはタイマーを使っての観察を5分毎に行っているところもありますが、ベッドにチェック機能がついているもの

や、寝返りしても安心なように、ベッドの底がメッシュになっているものなどの開発も進んでいます。

また、自治体の防災マップをチェックし、災害時の避難誘導場所の確認が必要です。感染対策としては病院の空きベッドを利用する場合等は、人や物が媒介となって交差感染しないよう配置しなくてはなりません。

例えば他科の利用者と産後ケアの利用の動線が交わらないこと、スタッフや物品が媒介にならないようにするなどが必要になります。感染自体を完全になくすことはできないものの、感染の被害を最小限にすることが求められます。

特に施設の管理者は①産後の女性、乳児の特性②産後ケア施設の特性③施設における感染症の特徴④感染対策に対する正しい知識（予防、対応）の習得⑤感染予防活動の確実な実施（対策委員会の設置、指針とマニュアルの策定、職員対象の研修の実施、設備整備等）⑥関係機関との連携（情報収集、発生時の行政への届出等）⑦職員の管理（職員の健康管理、職員が罹患した場合の人的環境の整備等）の理解と体制が求められます。

対策を効果的に実施するためには、職員一人ひとりが自ら考え、実践することが必要ですが、各施設での実情を踏まえ、独自の指針やマニュアルを作成することが重要です。大変メリットの大きい産後ケア事業ですが、十分な対策のもとに行われ、利用者が安心してケアを受けられることが望まれています。

10．産後ケアの活用事例

Aさんは38歳で初産です。産後5日目で退院し、産後ケア施設に直行されました。疲労が強く、顔色が白く、薬も処方されてました。利用初日は「お母さんなんだから私は頑張らないと」とおっしゃり、授乳や沐浴などを熱心に質問していました。しかし、妊娠中のイメージとは違う赤ちゃんの様子や、継続する傷の痛みや疲れから「拷問みたい、わが子なのにかわいいと思えない」と泣き出してしまいました。

ゆっくりと時間をとり、お話しを伺い、Aさんと休息と体調に合わせたプランを作り、過ごしていきました。結果、休息もとり、疲労も軽減して笑顔も多くなりました。「授乳が苦痛でなくなった」「心も体も安心して緩んだ」と自宅に戻られました。「あなたが頑張っているのを分かっていますよ」というメッセージを伝え、ここではどんなことを話しても大丈夫という雰囲気づくりをしています。説教や説得、批判的な態度は、ママを委縮させてしまいます。

Ｂさんは43歳。初産です。赤ちゃんは呼吸障害でＮＩＣＵ（新生児集中治療室）に入院。母親だけ退院して自宅で母乳を３時間おきに搾乳し、母乳パックを作り、病院に届ける毎日。乳房のトラブルを起こして産後ケアを利用されました。ＮＩＣＵ面会への通院での疲労が強く、休息と乳房ケアをプランニングし、乳房のセルフケアを覚えていただきました。また、アロママッサージも行いました。乳児の退院後には母子で産後ケアを利用して、直接授乳の仕方やミルクの作り方・授乳量の目安、赤ちゃんが泣いたときの対応、抱っこ、あやし方など、父親も一緒に育児練習を行いました。

母子が離れて過ごす場合、赤ちゃんのペースが判らないままスタートになることもあり、自宅での生活を想定したケアにより、退所時には生活について不安な言動はなく、笑顔で退所されました。利用料金は６泊７日で１日３食、児の保育や助産師の心身のケアや個別の育児相談があって、宿泊費は約21万円となりますが、自治体からの補助があるので１～２割の自己負担で利用できます。

11．産前・産後の女性に寄り添う「産後ドゥーラ」

産前・産後の女性は心身の疲労が大きく、自ら食事をつくり、洗濯をし、掃除をすることは大変困難です。パートナーが育児休暇をとれることが望ましいのですが、すべての人が利用できている状況にはなく、シングルの母親も増えています。このような人への支援者に、「産後ドゥーラ」がいます。産後ドゥーラは産前・産後の女性に寄り添い、家事や育児など暮らしを支援します。

一般社団法人ドゥーラ協会（東京・千代田）が平成24年（２０１２年）に民間資格として立ち上げました。ここ数年で自治体の「産後ドゥーラ」助成制度が広がってきています。家事代行サービスのヘルパーと似ていますが、女性の産前・産後の心身の状態や家事育児等、多くの情報の研修を受けていますから、暮らしに関する情報も提供し、利用者の指示待ちでなく、必要な支援を主体的にできることが違いでしょう。

立ち会って家事などの指示を出すことがなくてもよい点が利用者の満足度を上げています。「話し相手が欲しい、家事もして欲しい。子どもも見て欲しい」「夜泣きがひどく、疲れて食事もおろそかになっている」と疲れ切った状態の中で、市町村の産後ドゥーラ助成制度を知り、申し込む人が増えています。

ドゥーラは冷蔵庫にある素材で臨機応変に調理できる訓練を受けています。料理でも掃除でも話し相手でも、母親が必要なことを察して何でもできるのがドゥーラの仕事です。活動を始めた２０１３年頃には利用する人は少なかったのですが、年々増え続け、このコロナ禍では、実家が地方で帰ることも、実母に来てもらうこともできない人からも相談があります。利用者の多くは30代後半から40代前半の母親です。

「産後ドゥーラ」は女性が、自らの出産や育児の経験を活かし、次世代の母親や家族を支える役割を担い、活動しています。自分が育児を通して重ねてきた多くの経験を仕事として生かし、お母さんたちを支える仕事は、女性の生活のキャリアを生かす仕事として注目をされています。

12. 産前・産後を担う「助産所」

産前・産後を担う日本の助産所は世界に誇れる場所です。戦前・戦後の公衆衛生向上のために、開業助産婦がいかに貢献してきたかも、周知の事実です。切れ目ない妊娠出産のモデルとして取り上げられているフィンランドに平成13年（２００１年）、初めて訪れた時、病院のほぼすべてのお産に関わり、女性に寄り添うパワフルな助産師たちに会いました。

しかし、フィンランドの助産師には開業権はありません。地域に出ていけないが故に、産前・産後検診の担当は保健師になり、助産師は病院のお産を介助するだけになっていました。地域に出て、継続ケアに従事したい、というフィンランドの助産師の話を聞いて、日本の開業助産所の素晴らしさを改めて認識したものでした。

しかし、現代の日本にあって、助産所における出産は全出産数の１％を切ります。スキルが高く、家族に寄り添い、伝統も近代的知識も身につけた開業助産師の働きがこの国でよく認識されているとはいえません。このままでは日本の開業助産所がなくなってしまうのではないか。それは本当に、もったいないことではないか。１人でも多くの女性に、この素晴らしい助産師たちのケアを受けてもらいたい。

苦肉の策として、開業助産所の新しい方向性の一つとしての「産後ケア」を政策提言してきました。産後ケアがすべてを解決するわけではありません。もちろん、妊娠期からのケアが大事です。もっと言うと、「プレコンセプションケア」と呼ばれる若い世代へのケアも重要なことです。お産を取り扱わない助産師は、助産師ではない、と言われたりもしたこともあります。

それでもなお、病院やクリニックでお産をした人たちが、開業助産師の手厚いケアを経験して、妊娠、出産、子育ての真髄を体験すること。丁寧に心を寄せられ、愛情をかけられ、ケアをうけ、愛があふれるような状態になって退院していくケアを受けてもらいたい。そのような思いが産後ケアの政策提言への活力となりました。

13.「子育て世代包括支援センター」の役割

妊娠期から就学までの子育てを切れ目なく支援するワンストップ拠点、「子育て世代包括支援センター」は、平成28年（２０１６年）の母子保健法改正によって、平成29年度（２０１７年度）から、その設置が市町村の努力義務とされました。

この取り組みは「母子保健コーディネーター」「産後ケア」「産前・産後サポート」の３つの柱で地域を包括的にケアしていこうというものですが、拠点となる支援センターの数を増やすだけでなく、三つの柱それぞれの質の確保・向上も大切です。現状では、支援センターは市町村の役所庁舎内のほか、保健センターに設置されているとが多いものの、医療機関に設置するという考え方もあります。

日本の女性の約9割が医療機関で出産しており、妊娠期から妊婦健診等で継続して健康管理を受けている地域の医療機関は、女性や家族から一定の信頼を得ているため、地域において切れ目のない支援の重要な拠点になる可能性は大きいと考えます。もちろん、現在の医療機関は妊娠出産に医療モデル中心に取り組んでおり、個人へのケアを提供しているに留まっていますが、今後、医療機関が自治体と協働し、生活モデルの視点も取り入れていけば、全ての母子や家族が健やかに育つ地域の実現を達成できるのではないでしょうか。

医療機関が、医療モデルと生活モデルを組み合わせて、自治体と協働し、「子育ての拠点となる医療機関」を作り上げ、地域包括ケアシステムの確立に向けた、産前・産後から育児まで切れ目のない支援を提供できる拠点となり、生活者の視点に立った地域づくりの核となるのです。特に公立病院は、市町村や市町村から委託された指定管理者が運営しており、そこで母子健康手帳の交付から産前の健診、出産、産後ケア、保育を提供すれば、まさに切れ目のない支援の拠点になる、大きな可能性を持っているのではないでしょうか。

14. さいごに

産前・産後の原則は3つ。①助けて！　と声をあげる②人に頼る③周りとつながるです。

産前・産後のお母さんやお父さんは、少しでも困ったと感じたら、周りの人に助けて！　と言うことがとても大事です。自分のため、赤ちゃんのために、積極的に助けて、と言いましょう。人に迷惑をかけるということと、人に助けを求めるということはまったく違うものです。なぜか不安になった時も、電話をかけ、少し話すだけでも、そこから自分が何に困っているか気づくこともあります。時には、独りで抱え込むことが悪循環になり、虐待問題につながることもあり得ます。誰に話したらいいのかわからなくなった時のために、母子健康手帳を受け取った時に、面談した人の連絡先を携帯に登録しておきます。

また、育児や家事を人に頼るのも「失格」でも「甘え」でもありません。1人で頑張ることが、かえって家族や周りにいい影響を与えないこともあります。このことで重要なのは、産前・産後の困った時は人に頼ることが大事であることを周囲の人たちがしっかり理解しておくことです。

3つ目に、同じ仲間とつながることです。大変な思いをしているのは自分だけではないとわかり、安心感と連帯感が芽生えます。今はコロナ対策の中で、対面でつながることが難しくなっていますが、多くの団体がSNSによるサポートや仲間づくりを始めています。そこからつながるきっかけができるかもしれません。行政からも情報提供や交流の機会を、SNSを使って配信しているところも出てきています。

隣近所の人との交流は昭和の後半からなくなっていきました。しかし、令和の時代には新しい形で、人との交流を考えていきたいものです。地域の中に赤ちゃんがいる、子どもたちがいる社会は未来が明るいのだと思います。近所に会釈だけでもできる関係があり、いざという時には助けになるお互いであればと思います。この人口減少時代に、子どもを産み育てる人たちは次世代の宝です。温かい目で見守っていきたいものです。

目で見る子育て世代包括支援の仕組み（資料編）

東邦大学教授
福島　富士子

産後ケアでつなぐ
施設分娩と家庭育児

東邦大学看護学部
福島　富士子

厚生労働科研補助金　成長疾患克服等　次世代育成基盤研究事業佐藤拓代班
令和元年　子育て世代包括センターの全国展開に向けた体制構築のための研究

周産期の環境の移り変わり

戦後～1960年（昭和35）頃まで

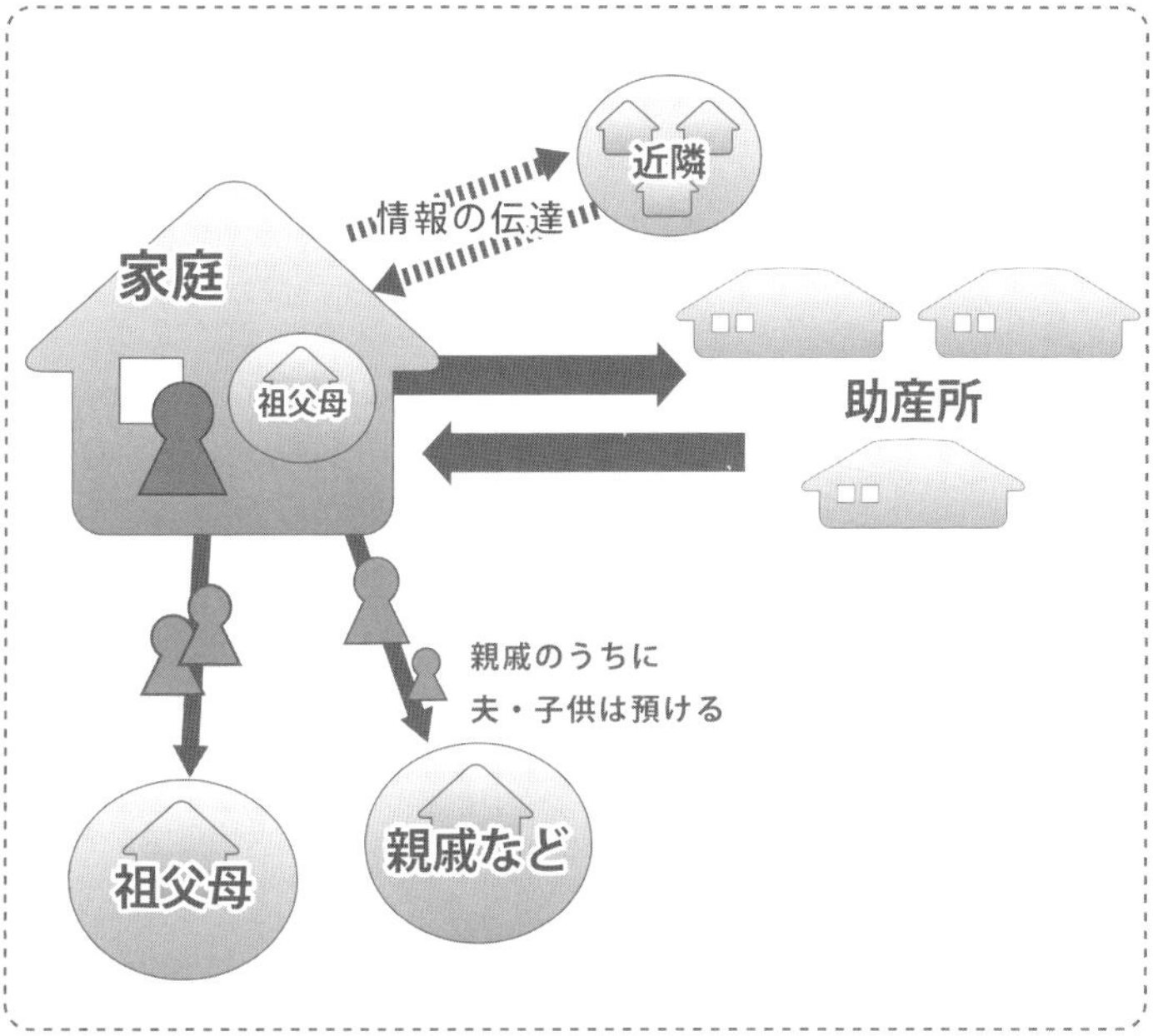

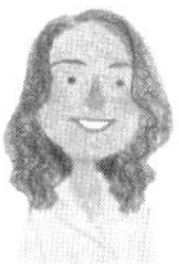

戦前から日本では助産師が家にきて、家で出産を行い、子育てを始めました。生活の一部に、当たり前のように出産があったのです。このころはちょうど近隣、お隣の方々や親戚の人、おじいちゃん、おばあちゃんと一緒に、みんなで出産を喜んだ時代でした。

1960(昭和35)年～1980(昭和55)年頃まで

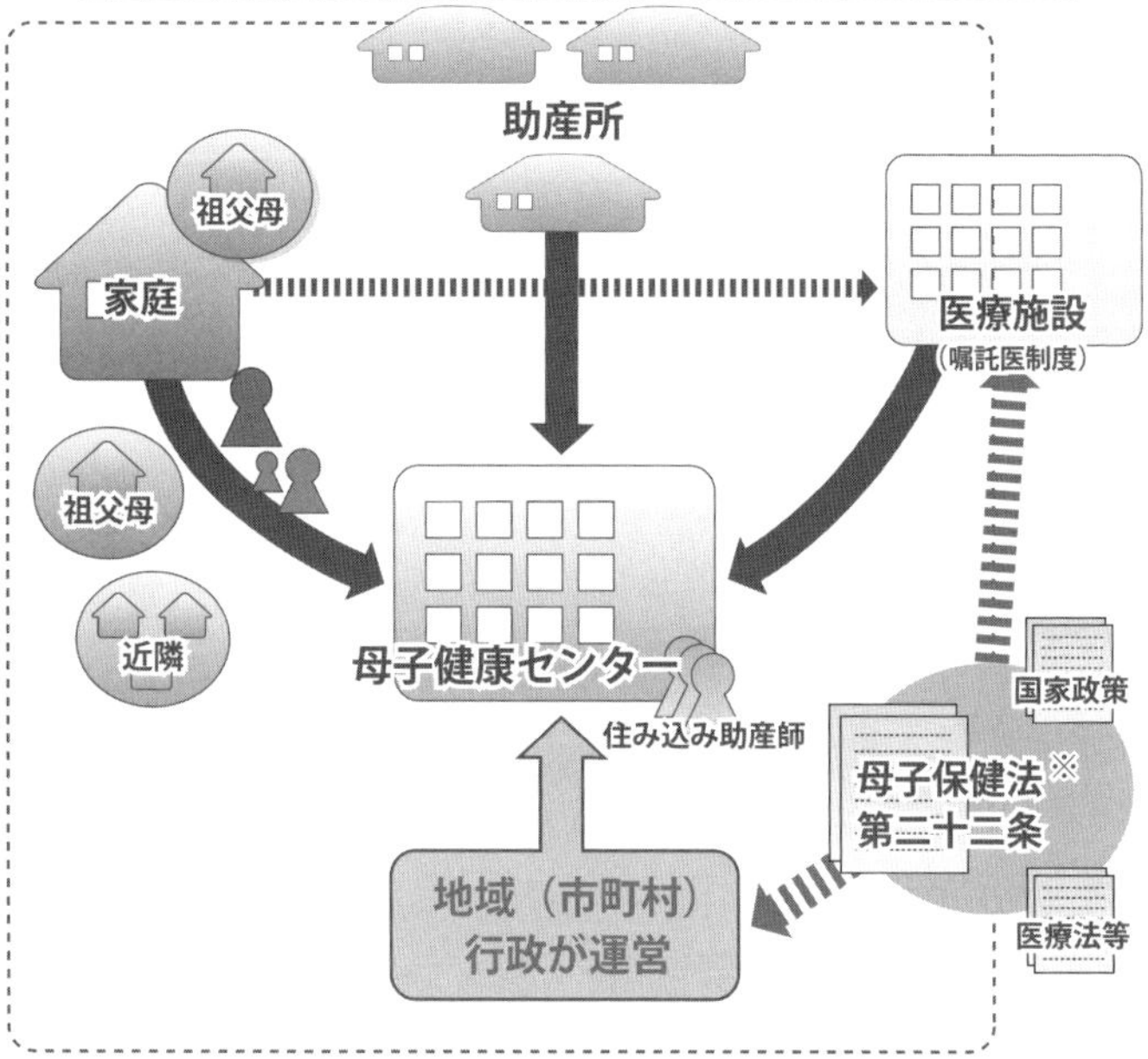

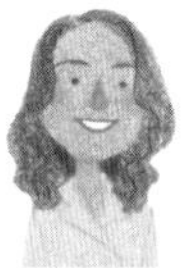

出産は病院で行なっていく方向になる中で、地方には市町村による「母子健康センター」がつくられました。これは当時の厚生省がイスラエルの施設を参考にしてつくったものであることが記録に残っています。1980年ころまでに、全国に約700か所あったといわれています。

※市町村には、出産後1年を経過しない女子および乳児の心身の状態に応じた保健指導などで支援する「産後ケア」実施の努力義務がある。

1980（昭和 55）年頃～現在まで

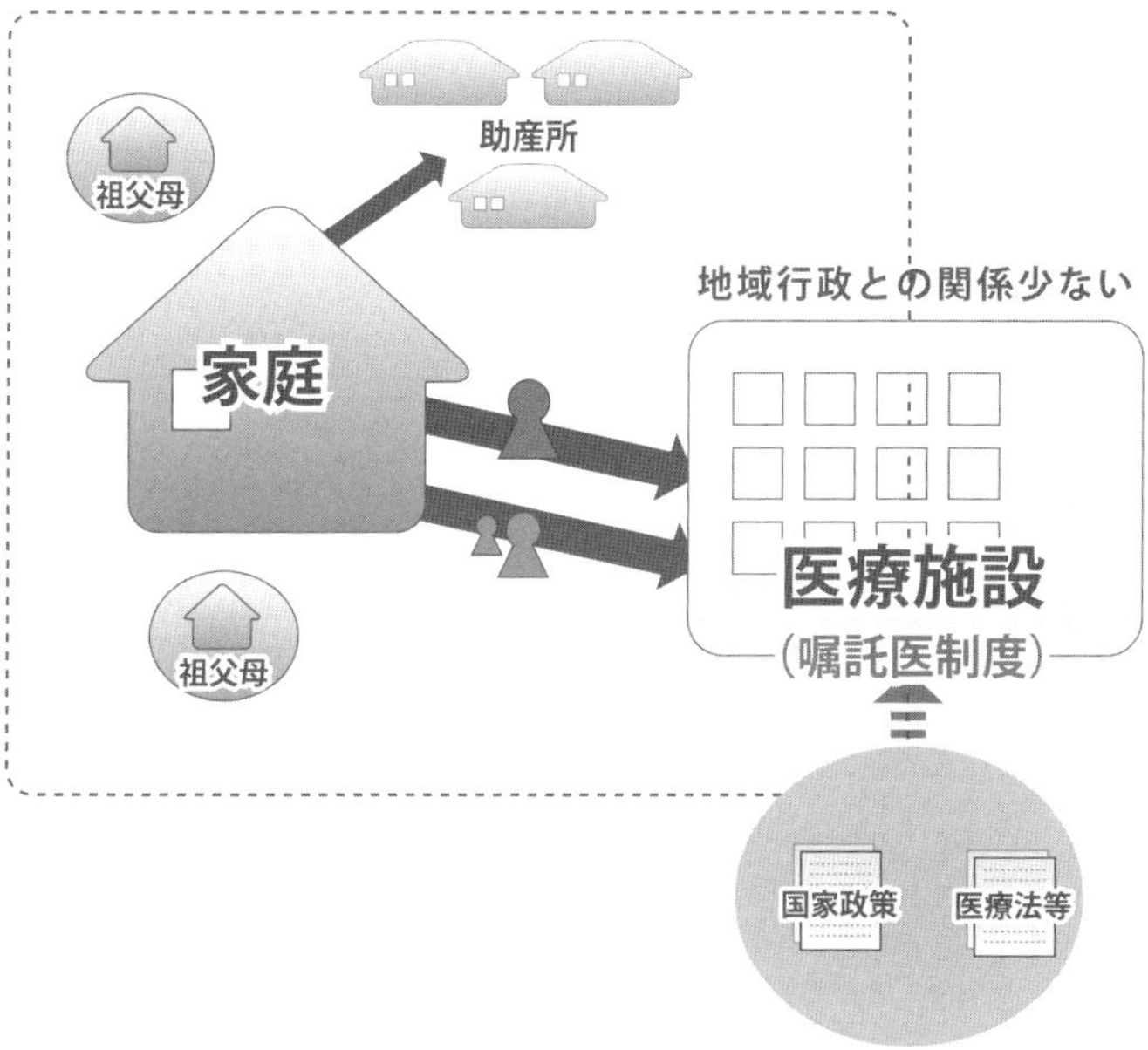

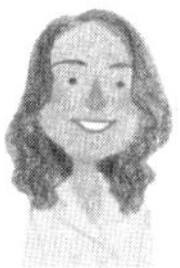

妊娠・出産は病院で行うことが主流となりました。市町村母子健康センターの当時の目的は果たされたと、次々閉鎖していきます。全国母子健康センター連合会から継続された市町村保健連合会も 2011 年に解散しました。一方、この頃をさかいに地域では虐待や少子化など新たな課題があらわれはじめました。

産後ケア事業の経過

平成 26（2014）年度：妊娠・出産包括支援モデル事業

妊産婦等の不安や負担軽減のため、妊娠期から子育て期にわたる、切れ目のない支援として開始。29 市町村

① 母子保健相談支援事業

妊産婦等からの支援ニーズに応じて、母子保健や子育てに関する様々な悩みへの相談対応や、支援を実施している関係機関につなぐ

＊母子保健コーディネーターを置いて妊婦全数面接など

②産前・産後サポート事業

妊産婦等の孤立感や育児不安の解消を図るため、助産師等による専門的な相談援助や、地域の子育て経験者やシニア世代等に話し相手になっていただく等

③ 産後ケア事業

出産直後に休養やケアが必要な産婦に対し、心身のケアや育児のサポート等のきめ細かい支援や休養の機会を提供する

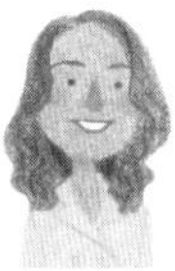

2014年、平成も終わりを告げようとするころ、ようやく日本政府も新たな課題に対して、妊娠から地域の中で地域の人々と共に子育てを支えていくことが大事ではないかと、目を向け始めました。

平成 27（2015）年度以降：妊娠・出産包括支援事業

①母子保健相談支援事業

子育て世代包括支援センター事業に。平成 29 年 4 月施行の母子保健法に母子健康包括支援センターとして位置づけ。

妊婦全数面接及び支援を要する妊婦等に支援プラン作成

②産前・産後サポート事業

③産後ケア事業

どちらも、利用者支援事業母子保健型を実施した場合に補助金

平成 29 年 8 月厚労省

「産前・産後サポート事業ガイドライン　産後ケア事業ガイドライン」

子育て世代包括支援センターの任意事業

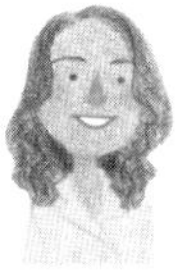

子育て世代包括支援センターの拠点で、お母さんへの面接と支援プランの作成を行います。受け皿である産前・産後サポート事業と産後ケア事業も任意事業として行われることになりました。

利用者支援事業：母子保健型

主として市町村保健センター等で、保健師等の専門職が、妊娠期から子育て期にわたるまでの母子保健や育児に関する妊産婦等からの様々な相談に応じ、その状況を継続的に把握し、支援を必要とする者が利用できる母子保健サービス等の情報提供を行うとともに、関係機関と協力して支援プランの策定などを行う。

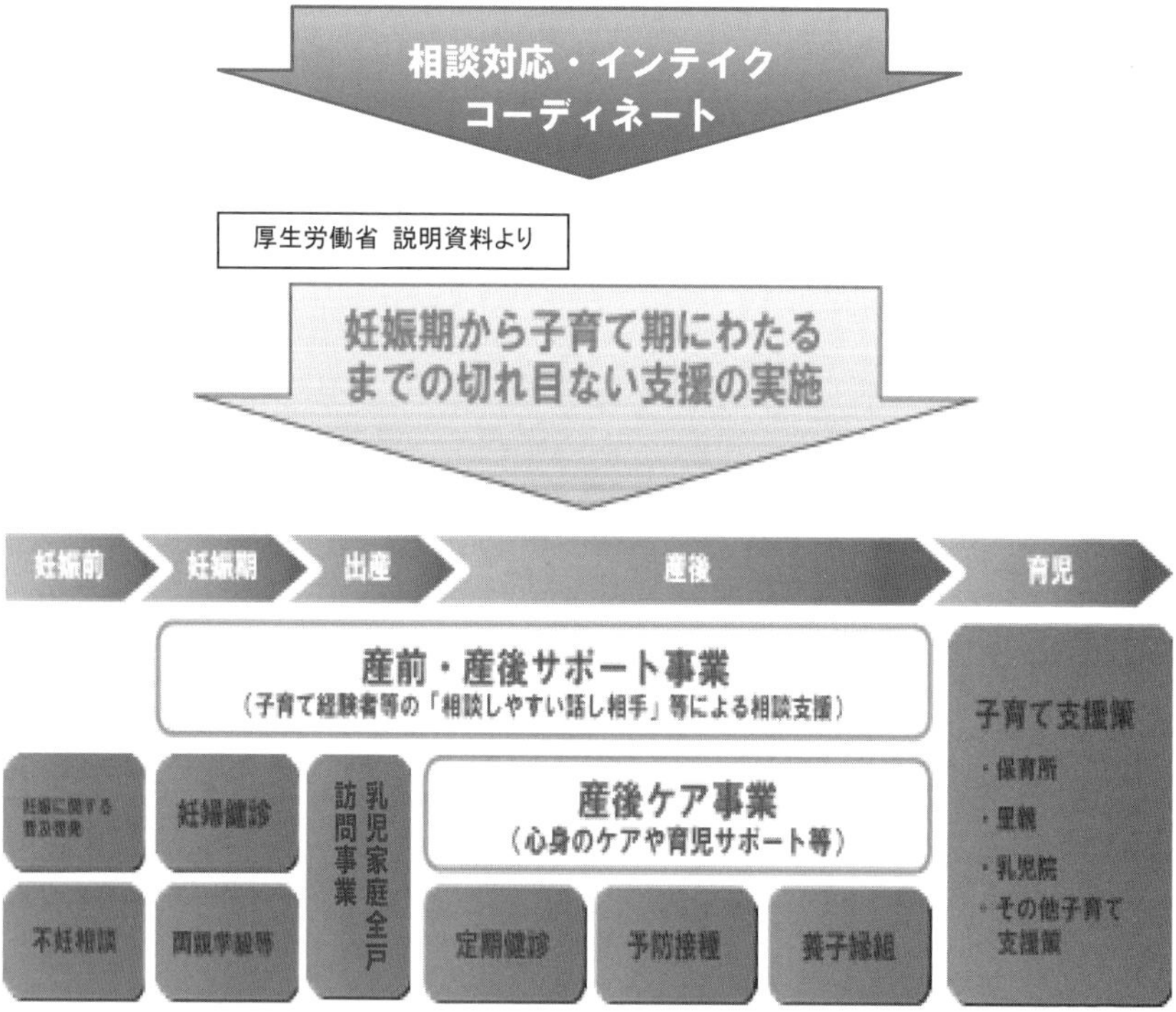

※インテイク＝相談を希望する者にソーシャルワーカーなどが最初に行う面接

産前・産後サポート事業

厚生労働省平成 29 年 8 月「産前・産後サポート事業ガイドライン」より

目的

相談支援、交流支援、孤立感解消。専門的知識やケアを要する相談、支援は除く

任意事業

市区町村実施　委託可

実施者

専門職に加え母子に係る人的資源、研修を受けた子育て経験者

対象者

妊娠初期の妊婦から産後 4 か月頃までの母子

方法及び実施場所

アウトリーチ型：訪問、電話相談、メール相談
デイサービス型：個別型、集団型方法

費用

無料

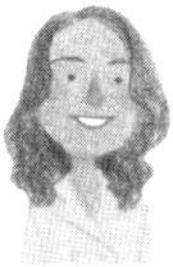

産後ケア事業の場合でも、産前・産後サポート事業の場合でも、各市町村が利用者支援事業［母子保健型］として相談事業から始めて地域でつながっていく。その仕組みに国からの補助金が付くことが示されました。子育て世代包括支援を行うまちづくりの仕組みを作ることが大事です。

産後ケア事業

厚生労働省平成 29 年 8 月「産後ケア事業ガイドライン」より

目的

母親の身体的回復と心理的な安定を促進するとともに、母親自身がセルフケア能力を育み母子とその家族が、健やかな育児ができるよう支援する

任意事業

市区町村実施　委託可

実施者

助産師等の専門職

対象者

褥婦及び産婦並びにその新生児及び乳児で、市区町村担当者がアセスメントして決定された者 新生児及び乳児は自宅で養育が可能である者 除外者は、母子のいずれかが感染性疾患、母親に入院加療が必要、母親に心身の不調や疾患があり医療的介入の必要がある（ただし、医師が可能と判断する場合を除く）者

【身体的側面】出産後の身体的不調や回復の遅れで休養が必要 出産後の健康管理で保健指導が必要 授乳が困難 産婦健康診査から身体的ケアが必要

【心理的側面】出産後の心理的不調があり、身近に相談できる者がいない 産婦健康診査の EPDS 等で心理的ケアが必要

【社会的側面】育児指導が必要 身体的不調等以外に特に社会的支援が必要 家族等からの十分な育児、家事等の支援が受けられない 妊娠・出産に肯定的でない

【初産・経産を問わず、多胎は出産・育児負担大で利用考慮】

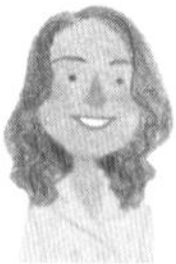

EPDSは産後うつ病のリスク度の判定に役立つEPDS（エジンバラ産後うつ病質問票）を活用することにより、産後の母親に対して効果的な支援を行うことができます。

対象時期

出産直後から４か月頃までを目安

実施担当者

助産師、保健師、看護師を1名以上に加え、必要に応じて心理の知識を有する者、育児等の知識を有する者（保育士、管理栄養士等）など

実施方法

【宿泊型：分娩施設での延長入院（産褥入院）とは区別**】**

・原則７日以内　分割利用可

・１名以上の看護職を24時間体制で配置
医療機関で実施するときは医療法の人員とは区別

・父親、きょうだい等の同伴可（市区町村判断）

・医療機関、入所施設のある助産所で実施。それ以外の施設は旅館業の許可を得るか、市区町村の条例等の衛生管理基準に従う

【アウトリーチ型】

・居宅訪問

・助産師等看護職または相談内容により保育士、管理栄養士、心理知識のある者

・産婦訪問、乳児家庭全戸訪問事業、養育支援訪問事業、産前・産後サポート事業（アウトリーチ型）はそれぞれ目的が異なる

実施方法

【デイサービス型】

・個別型　医療機関等に来所

・集団型　医療機関等に加え保健センター等

内容（現在の内容）

原則として①及び②を実施、必要に応じて③から⑤を実施

①褥婦及び新生児に対する保健指導及び授乳指導（乳房マッサージを含む）

②褥婦に対する療養上の世話

③産婦及び乳児に対する保健指導

④褥婦及び産婦に対する心理的ケアやカウンセリング

⑤育児に対する指導や育児サポート等

利用料

利用料を徴収する。生活保護世帯、低所得者世帯は減免等の配慮が望ましい。

宿泊型を産後ケアセンターで実施する場合の特徴

他の入院患者等との区別配慮が不要。交流も可。特化した施設で設備が整っているが整備費が高額。

【助産所型】　旅館業法等は適用除外。10 床未満。

【旅館業型】　旅館業の基準を満たす。10 床以上可。

【市区町村独自基準型】　市区町村で条例等で独自の基準を設けると、旅館業適用除外。10 床以上可。

母子保健法における産後ケア

令和元年 12 月6日改正母子保健法公布

(妊産婦の訪問指導等)

第十七条　第十三条第一項の規定による健康診査を行つた市町村の長は、その結果に基づき、当該妊産婦の健康状態に応じ、保健指導を要する者については、医師、助産師、保健師又はその他の職員をして、その妊産婦を訪問させて必要な指導を行わせ、妊娠又は出産に支障を及ぼすおそれがある疾病にかかつている疑いのある者については、医師又は歯科医師の診療を受けることを勧奨するものとする。

２　市町村は、妊産婦が前項の勧奨に基づいて妊娠又は出産に支障を及ぼすおそれがある疾病につき医師又は歯科医師の診療を受けるために必要な援助を与えるように努めなければならない。

(産後ケア事業)

第十七条の二　市町村は、出産後一年を経過しない女子及び乳児の心身の状態に応じた保健指導、療養に伴う世話又は育児に関する指導、相談その他の援助（以下この項において「産後ケア」という。）を必要とする出産後一年を経過しない女子及び乳児につき、次の各号のいずれかに掲げる事業（以下この条において「産後ケア事業」という。）を行うよう努めなければならない。

一　病院、診療所、助産所その他厚生労働省令で定める施設であつて、産後ケアを行うもの（次号において「産後ケアセンター」という。）に産後ケアを必要とする出産後一年を経過しない女子及び乳児を短期間入所させ、産後ケアを行う事業

二　産後ケアセンターその他の厚生労働省令で定める施設に産後ケアを必要とする出産後一年を経過しない女子及び乳児を通わせ、産後ケアを行う事業

三　産後ケアを必要とする出産後一年を経過しない女子及び乳児の居宅を訪問し、産後ケアを行う事業

(産後ケア事業)

2　市町村は、産後ケア事業を行うに当たつては、産後ケア事業の人員、設備及び運営に関する基準として厚生労働省令で定める基準に従って行わなければならない。

3　市町村は、産後ケア事業の実施に当たつては、妊娠中から出産後に至る支援を切れ目なく行う観点から、第二十二条第一項に規定する母子健康包括支援センターその他の関係機関との必要な連絡調整並びにこの法律に基づく母子保健に関する他の事業並びに児童福祉法その他の法令に基づく母性及び乳児の保健及び福祉に関する事業との連携を図ることにより、妊産婦及び乳児に対する支援の一体的な実施その他の措置を講ずるよう努めなければならない。

(令和2年8月5日子ども家庭局長通知）母子保健法改正　通知に詳しく解説されている。

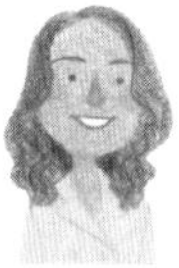

産後ケアの対象となる期間は、ガイドラインでは出産直後から産後4カ月ころまで、お母さんが身体的に一番きつい時期で、まだ子育てに慣れない時期、となっていましたが、この度改正された法律では「産後1年」と、より対象範囲が広がりました。

産後ケアで出来る事

事業目的

出産後の母子に対して心身のケアや育児サポート等を行い、産後も安心して子育てができる支援体制を確保するもの。

実施主体等

市区町村（本事業の趣旨を理解し、適切な実施ができる団体等に事業の全部または一部の委託が可能）

実施主体等

○事業内容

助産師、保健師または看護師等が、出産後１年以内の女子・乳児への保健指導、授乳指導、療養に伴う世話、心理的ケアやカウンセリング、育児に関する指導や育児サポート等を実施。

○実施方法・実施場所等

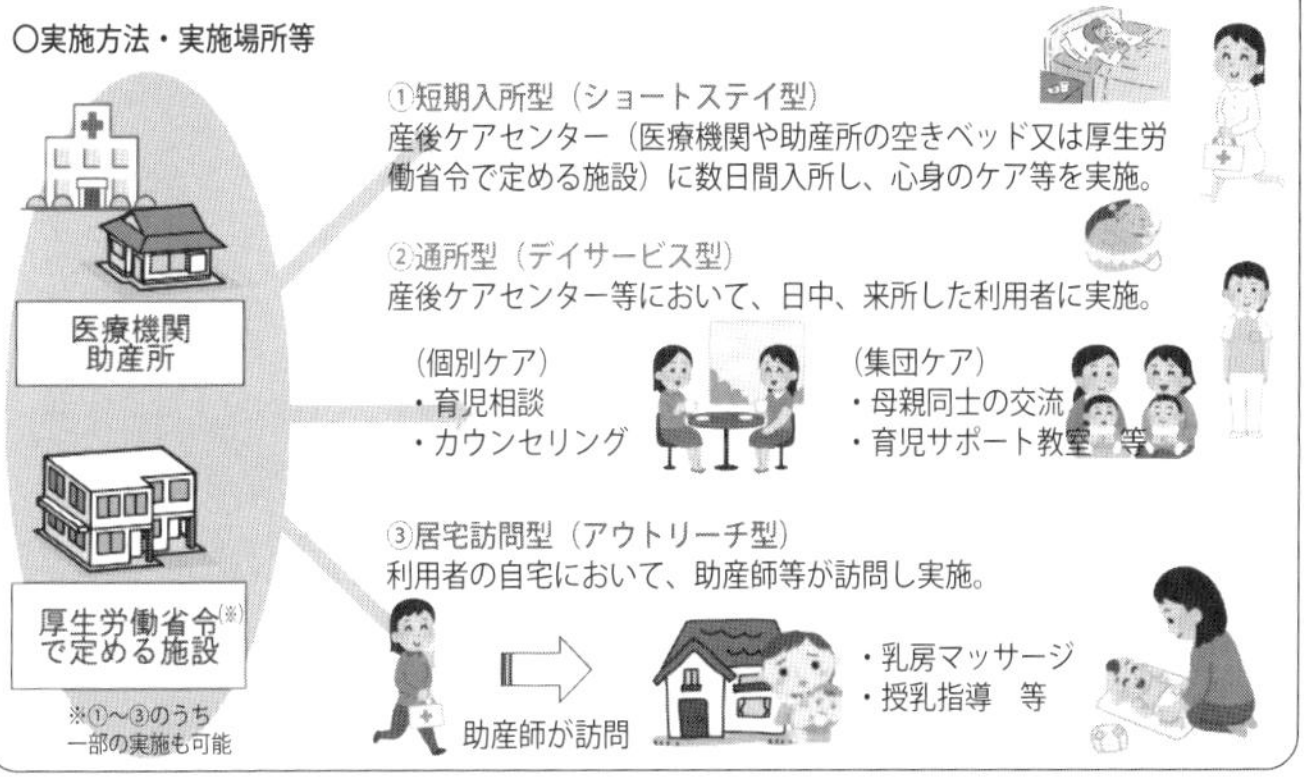
医療機関
助産所
厚生労働省令(※)で定める施設
※①～③のうち
一部の実施も可能
①短期入所型（ショートステイ型）
産後ケアセンター（医療機関や助産所の空きベッド又は厚生労働省令で定める施設）に数日間入所し、心身のケア等を実施。
②通所型（デイサービス型）
産後ケアセンター等において、日中、来所した利用者に実施。
（個別ケア）
・育児相談
・カウンセリング
（集団ケア）
・母親同士の交流
・育児サポート教室　等
③居宅訪問型（アウトリーチ型）
利用者の自宅において、助産師等が訪問し実施。
助産師が訪問
・乳房マッサージ
・授乳指導　等

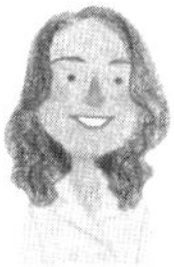

産後ケア事業の内容についてはニーズを重視し、いろいろ形を変えて、より一層いいもの、使われやすいものが各地で出来上がっていくのではないかと期待しています。

※市町村が独自に設置した施設など、産後ケアに特化した施設

妊娠・出産・子育ての切れ目のない支援

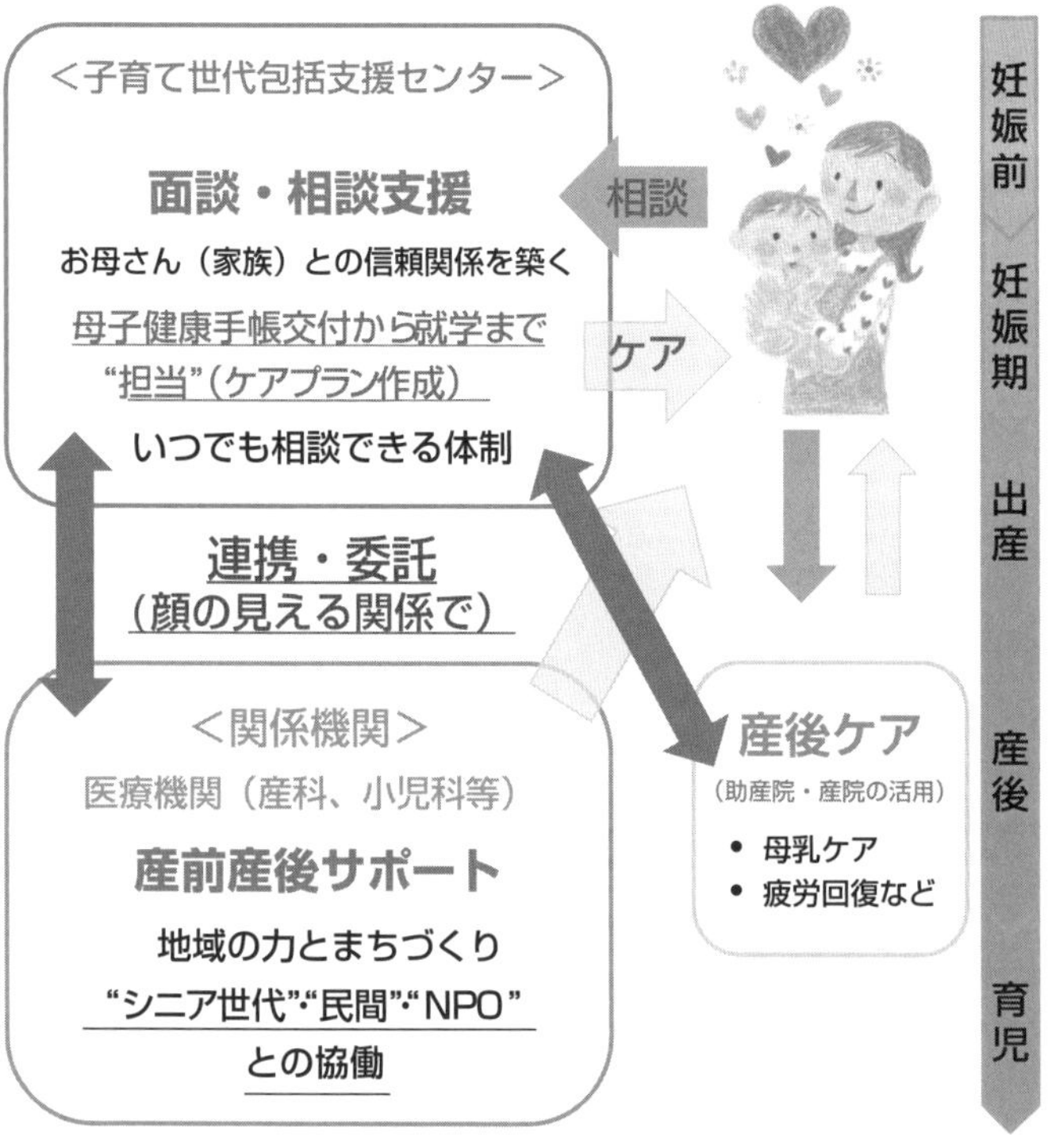

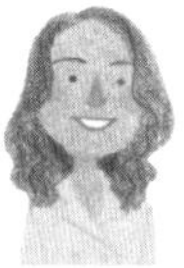

支援プランの作成のために面談を行い、継続的に地域の中で支えることが必要だと思われたときに、産前・産後サポーターとして母子保健推進員や愛育班の班員、地域のＮＰＯの方々、子育てを一緒にサポートしていこうとする人たちによるサポートの仕組みです。

NPO・助産師・シニア世代などが地域のキーパーソン

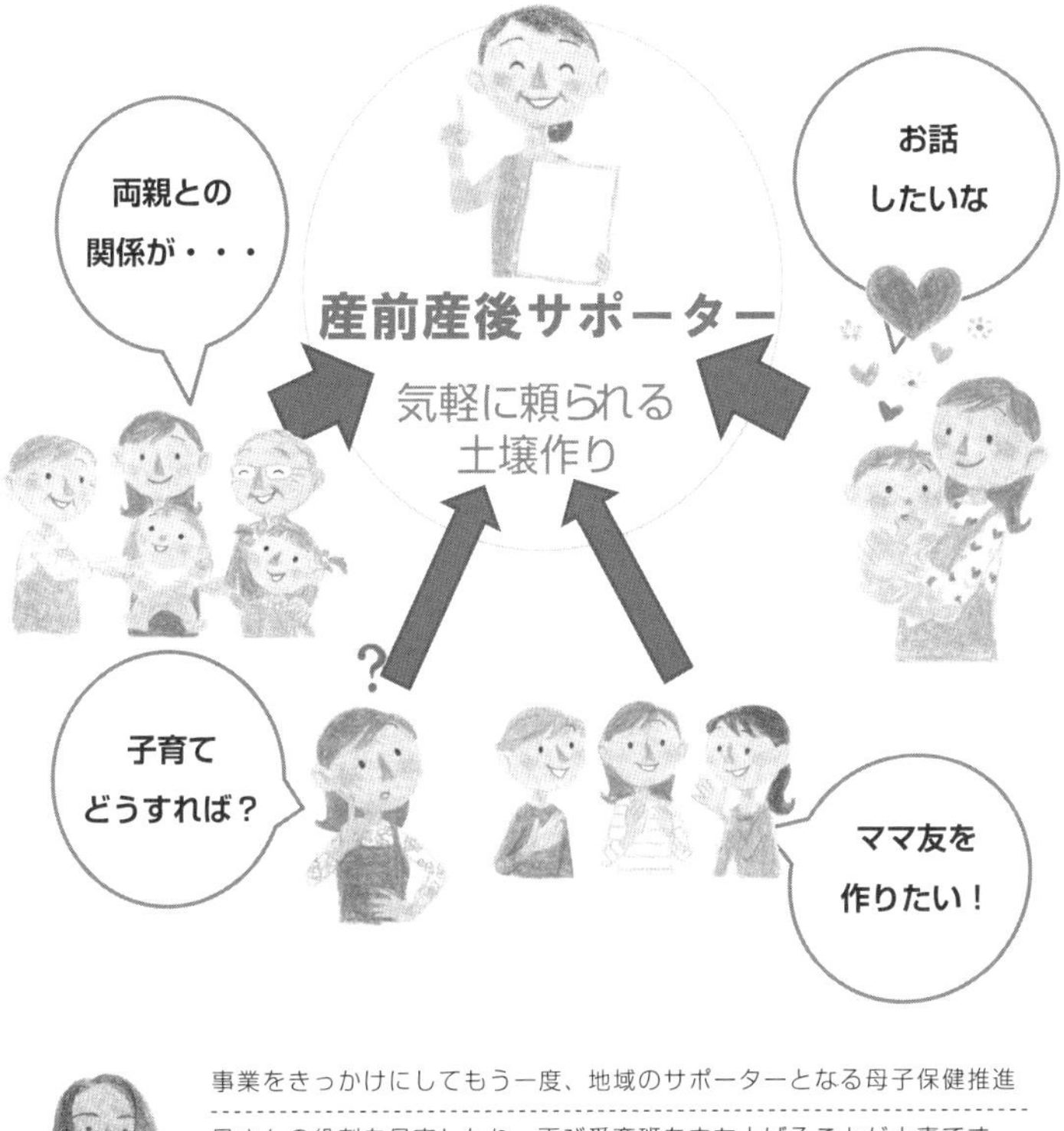

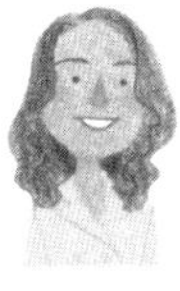

事業をきっかけにしてもう一度、地域のサポーターとなる母子保健推進員さんの役割を見直したり、再び愛育班を立ち上げることが大事です。専門家だけではできない、その地域の中で地域独自の文化や歴史、暮らし方を伝えていく役割もサポーターにはあるのではないかと思います。

地域づくりの拠点
ソーシャル・キャピタル(※)の醸成

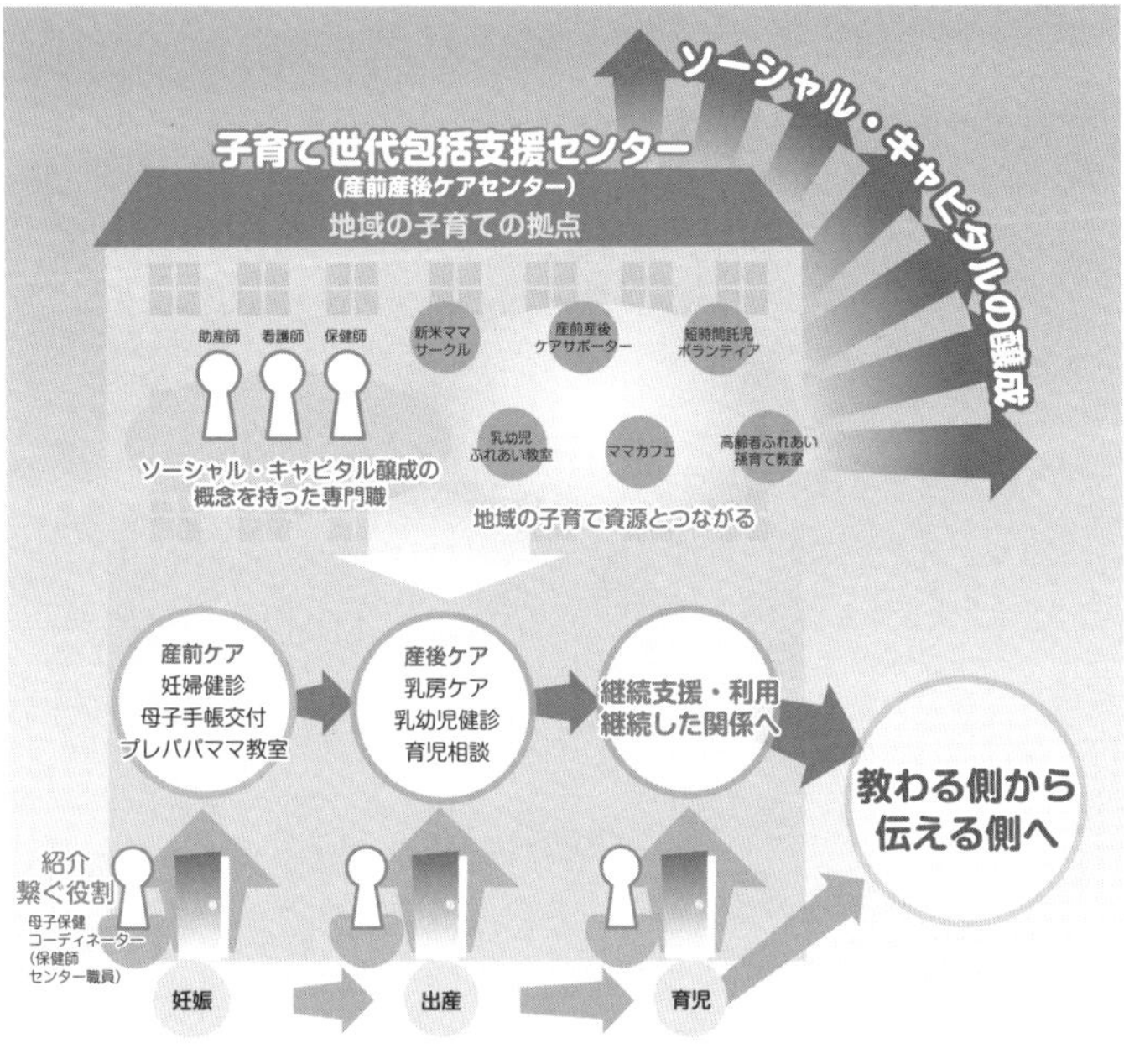

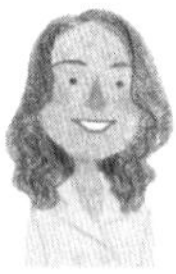

今までは自分が教わったり伝えてもらった側だけれど、子どもが少し大きくなったら、今度は地域の中で自分が支える側、教える側になりたいと思う人たちが増えてくることが望ましいのです。それが地域をつくっていく一つの大きな力になるのではないかと思います。

※　信頼や規範、ネットワークなど社会や地域コミュニティにおける人々の相互関係や結びつきを支える仕組みの重要性を説く考え方。日本語では「社会的資本」「社会関係資本」と訳される。

妊娠・出産の包括的支援のキーワード

1 **愛着形成**
2 **生活モデル**
3 **ソーシャル・キャピタル（※）**
4 **連携**

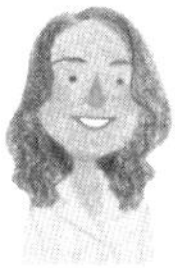

まず生まれてくる赤ちゃんとお母さんがしっかり愛着形成することを支えていく。赤ちゃんが、毎日毎日の暮らしの中から、人の基本となる心というものをしっかり培っていく。それによって、人は人見知りをしたり、人を信用したりする基本の心が育っていくのだと思います。

※ 信頼や規範、ネットワークなど社会や地域コミュニティにおける人々の相互関係や結びつきを支える仕組みの重要性を説く考え方。日本語では「社会的資本」「社会関係資本」と訳される。

市町村母子健康センターから 子育て世代包括支援センター （母子健康包括支援センター）＋産後ケアセンターへ

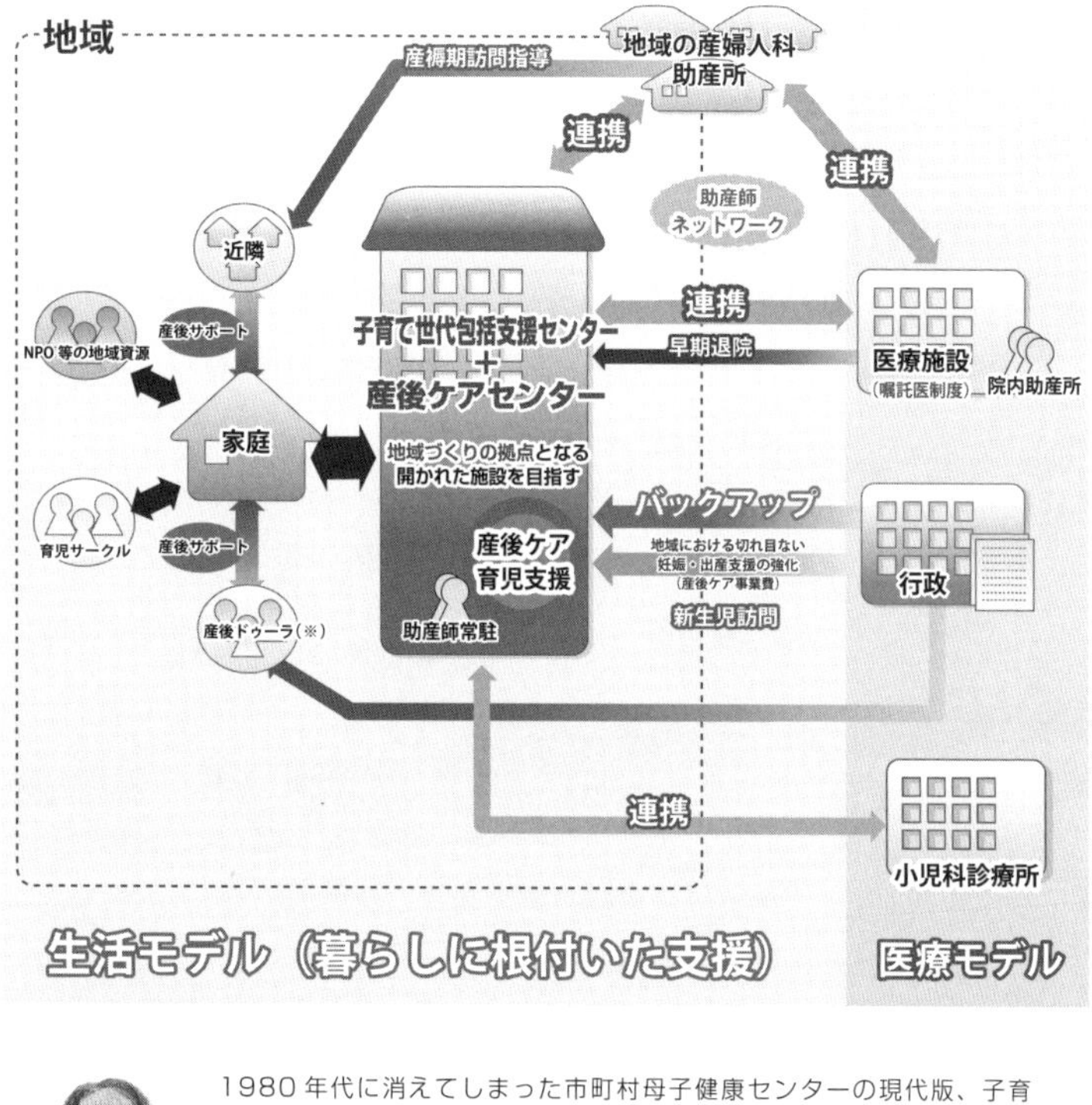

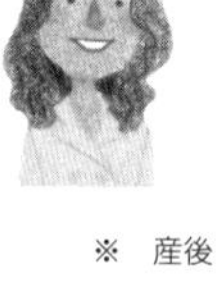

1980 年代に消えてしまった市町村母子健康センターの現代版、子育て世代包括支援センター（母子健康包括支援センター）と、産後ケアセンターを一緒に巻き込んで、医療モデルに加えていく、暮らしに根付いた支援を行っていくまちづくりです。

※　産後ドゥーラとは、産前・産後の母親に寄り添い、支える人。

産後ケアセンターの 各自治体への設置

- 実家機能を持つケア施設の創設を行い、母子の関係性の構築と家族への育児支援を提供する。
- 病院の延長線上ではなく、**生活支援としてのケア提供**を行うことが重要である。
- ＮＰＯなど、地域の社会資源ともつながりを持つ開かれた施設であることが求められる。

ソーシャルキャピタルの醸成、
地域の関係性の再構築に寄与し、
子育てを地域で行うことにつながる

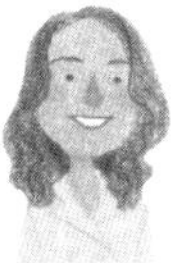

地域のいろいろな関係の方々とつながっていくソーシャル・キャピタルの拠点として、産後ケアセンターが各地にできていけばよいのではないかと考えています。

※　信頼や規範、ネットワークなど社会や地域コミュニティにおける人々の相互関係や結びつきを支える仕組みの重要性を説く考え方。日本語では「社会的資本」「社会関係資本」と訳される。

子産み・子育てから始まる ソーシャル・キャピタル醸成と まちづくり

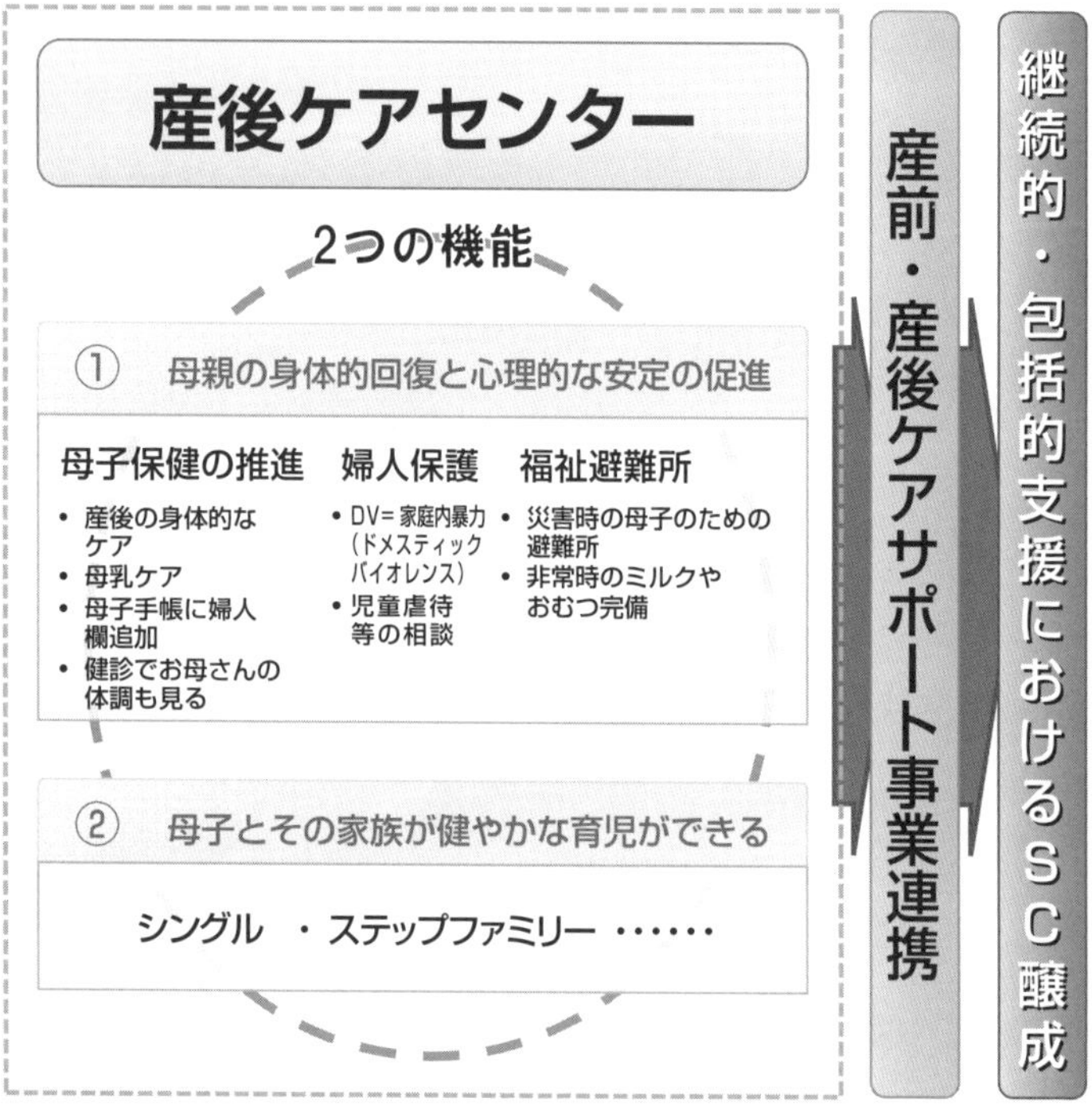
産後ケアセンター
2つの機能
① 母親の身体的回復と心理的な安定の促進
母子保健の推進
• 産後の身体的なケア
• 母乳ケア
• 母子手帳に婦人欄追加
• 健診でお母さんの体調も見る
婦人保護
• DV＝家庭内暴力（ドメスティックバイオレンス）
• 児童虐待等の相談
福祉避難所
• 災害時の母子のための避難所
• 非常時のミルクやおむつ完備
② 母子とその家族が健やかな育児ができる
シングル ・ステップファミリー ……
産前・産後ケアサポート事業連携
継続的・包括的支援におけるSC醸成

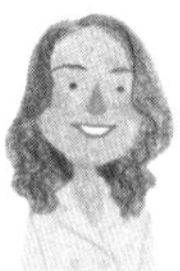

産後ケア事業とは、お母さんの身体回復、心理的な安定を図ること。また母親とその家族が健やかな育児が出来るよう支援を行うこと。そして、この少子化の時代に、この場所に生まれてきてくれた、次の世代となる赤ちゃんとその家族が、幸せになっていくための仕組みをつくっていくことです。

※1　SC＝ソーシャル・キャピタル

※2　ステップファミリー＝少なくとも一人の親が、その親の「実子」でない子を含む家族を指す場合が一般的で、他の配偶者・パートナーの実子や養子にある子をもつ家族を含む。

地域における切れ目ない妊娠・出産支援の強化

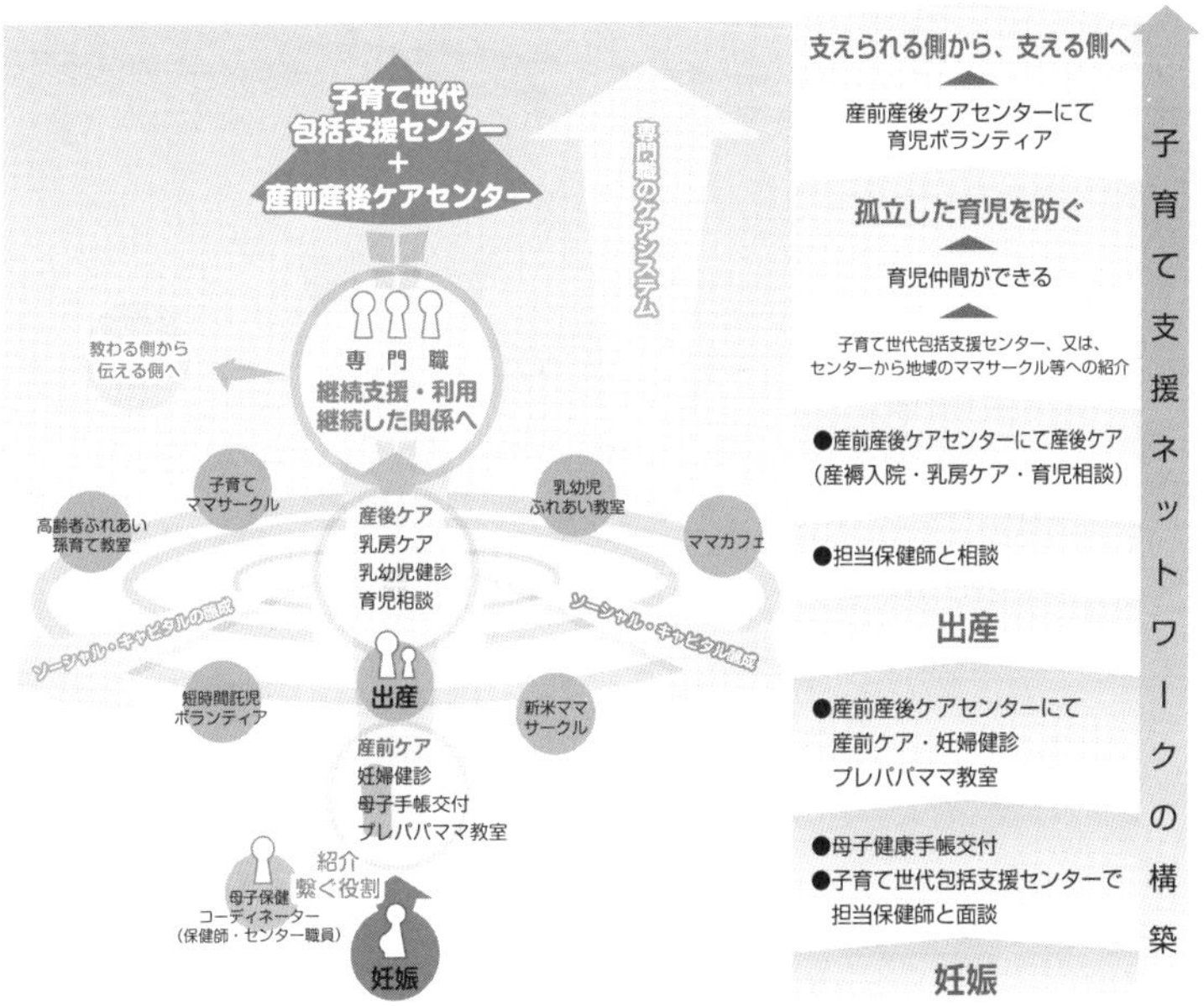

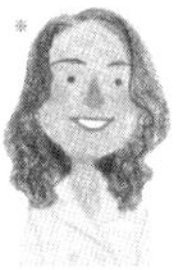

自分を暖かく見守ってくれる人たちがいて、妊娠期から出産、そして産後を通して暖かい手を感じてもらう。そして今度は自分がその中の仕組みの１人になっていくまちづくりが望ましいと考えています。

※【イラスト出典】（一社）健康・省エネ住宅を推進する国民会議　家族住まいるHand Book　みんなでもっと健康に

研究協力

東邦大学　看護学部

准教授　富岡　由美

助教　疋田仁美

助教　伏見枝莉

高知県立大学　看護学部

助教　畠山　典子

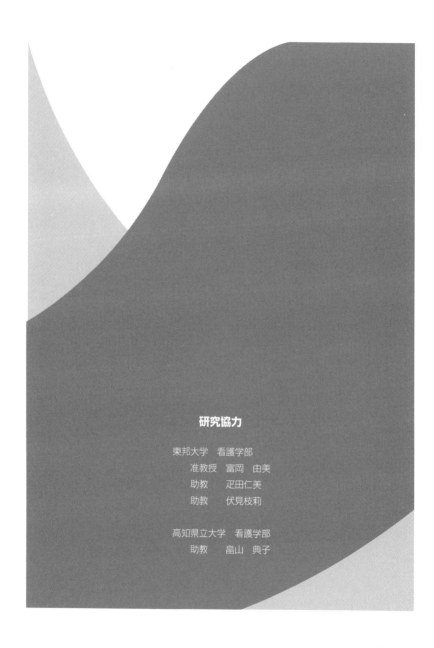

子育て世代包括支援センター業務ガイドライン

平成29年８月

目　次

【資料】

※厚生労働省の資料を基に注釈
をつけています。

本ガイドライン案の位置付け・見直しについて

- 本ガイドラインは、平成28年度子ども・子育て支援推進調査研究事業「子育て世代包括支援センターの業務ガイドライン案作成のための調査研究」（事務局：みずほ情報総研株式会社）においてガイドライン試案として取りまとめ、その後に実施されたパブリックコメントに寄せられた意見を参考に修正したものである。

- 本ガイドラインは、子育て世代包括支援センター（以下「センター」という。）の具体的な業務の内容を解説するとともに、地域の多様性を念頭に、運営上の留意点を示すものである。なお、センターの具体的な運営に当たっては、ガイドラインを参考にしながら、庁内の関係課や地域の関係機関との連携・協力の下、各地域の強みや特性を踏まえた弾力的な対応が求められる。

- センターの全国展開によって、どの市区町村に住んでいても、妊産婦及び乳幼児等が安心して健康な生活ができるよう、利用者目線に立って、一貫性・整合性のある支援が実現されることが期待される。

- センターは各地域の強みや特性に応じて柔軟に運営されるべきものであり、各市区町村の創意工夫が求められる。本ガイドラインは、その参考として作成したものであり、画一的な取組を求めるものではない。なお、全国展開に向けて取組事例の蓄積がなされているところであり、課題等を把握しながら随時ガイドラインの見直しをすることとしている。

第１　はじめに

１．子育て世代への支援を巡る状況

- ライフスタイルや経済社会の変化の中で、子育てを専ら家族に委ねるのでは、子育てそのものが大きな困難に直面する。かつて「日本の含み資産」とも呼ばれた家族は、今や就業、家事、ケア（子育てや介護）に日々追われている。地域の互助・共助の力は大きなばらつきがあり、特に乳幼児期は親の負荷が高まりやすい。また、インターネットの情報に振り回される親たちもおり、混乱や誤解、あるいは基本的な知識や情報の欠落のために、子育てのつまづきのリスクも高まりがちである。

- 健全な親子・家族関係を築けるようにするためには、働き方改革と同時に、子育て世代を身近な地域で親身に支える仕組みを整備することが急務である。市町村（特別区及び一部事務組合を含む。以下「市区町村」という。）は、従来から母子保健と子育て支援の両面から、多様な支援の充実に努めてきた。しかし、これらの支援についての情報が必ずしも子育て家庭をはじめとした地域住民に分かりやすく伝わっておらず、重篤な問題やリスク以外の場合では個別の利用者に寄り添い不安を払拭するような予防的な支援は手薄である、あるいは、支援側の連携が不十分なために、結果的に利用者側からすれば支援が一貫性を欠いているという課題がある。

- 妊娠初期から子育て期において、それぞれの段階に対応した支援や、サービスの情報や助言が、子育て家族に伝わり理解されるよう、現状の支援の在り方を利用者目線で再点検する必要がある。

- このような状況の下、母子保健法の改正により、平成29年４月からセンター（法律における名称は「母子健康包括支援センター」。）を市区町村に設置することが努力義務とされた。さらに、「ニッポン一億総活躍プラン」（平成28年６月２日閣議決定）においては、平成32年度末までにセンターの全国展開を目指すこととされた。センターについては平成26年度から実施されている妊娠・出産包括支援事業と、平成27年度から開始された子ども・子育て支援新制度の利用者支援や子育て支援などを包括的に運営する機能を担うものであり、専門知識を生かしながら利用者の視点に立った妊娠・出産・子育てに関する支援のマネジメントを行うことが期待されている。

- 子育ての日々は子どもだけでなく親自身も成長する喜びの体験が凝縮された貴重な時間であり、こうした子育ての理想が、多様な背景や状況の下にある母子やその家族にとっても実現に至るためには、子育て世代への支援の質的・量的な向上が必須である。

2. 子育て世代包括支援センターの理念

- 乳幼児が親への信頼を実感し安定的な発達を享受できることは、健全な心身の根幹を育み、幼少期だけでなく成人後の健康リスクをも下げる。乳幼児期に不適切な環境で過ごす場合、子へのダメージにとどまらず、虐待などの世代間連鎖のリスクにもつながりやすいとの指摘もある。こうした乳幼児精神保健及び脳神経科学の知見と成育の理念を踏まえ、センターは、利用者の目線で支援の継続性と整合性を確認し、支援の効果が高まるよう、支援者と子育て家族との信頼関係を醸成する。

- 子育ては、家庭や地域での日々の暮らしの中で行われるものであり、母子保健や子育て支援施策等の専門領域ごとに分断されるものではない。また、妊産婦や乳幼児、その家庭の状況は経過によって変わるものである。この認識に立って、センターの運営による「包括的な支援」を通じて、妊産婦及び乳幼児並びにその保護者（以下「妊産婦・乳幼児等」という。）の生活の質の改善・向上や、胎児・乳幼児にとって良好な生育環境の実現・維持を図ることが重要である。

第2　子育て世代包括支援センターの役割

1．子育て世代包括支援センターの役割

- 妊産婦・乳幼児等へは、母子保健分野と子育て支援分野の両面から支援が実施されている。具体的には、母子保健法に基づく母子保健事業、子ども子育て支援法に基づく利用者支援事業、児童福祉法に基づく子育て支援事業などである。

- 一方、支援には多くの関係機関が関わることから、関係機関同士の十分な情報共有や連携が難しく、制度や機関により支援が分断されてしまうという課題があった。さらに、各関係機関はそれぞれの支援に関わる情報のみ把握する傾向にあり、妊産婦・乳幼児等の状況を継続的・包括的に把握できていないとの指摘があった。加えて、関係機関間の連携体制が確立できていない場合には、個別の機関が所管以外の支援ニーズを把握しても、適切な関係機関や支援につなぐことが難しく、妊産婦・乳幼児等が直面する問題が深刻化してしまう懸念もあった。

図表 1　妊産婦・乳幼児等の継続的な状況の把握のために活用している機会・情報源（複数回答）

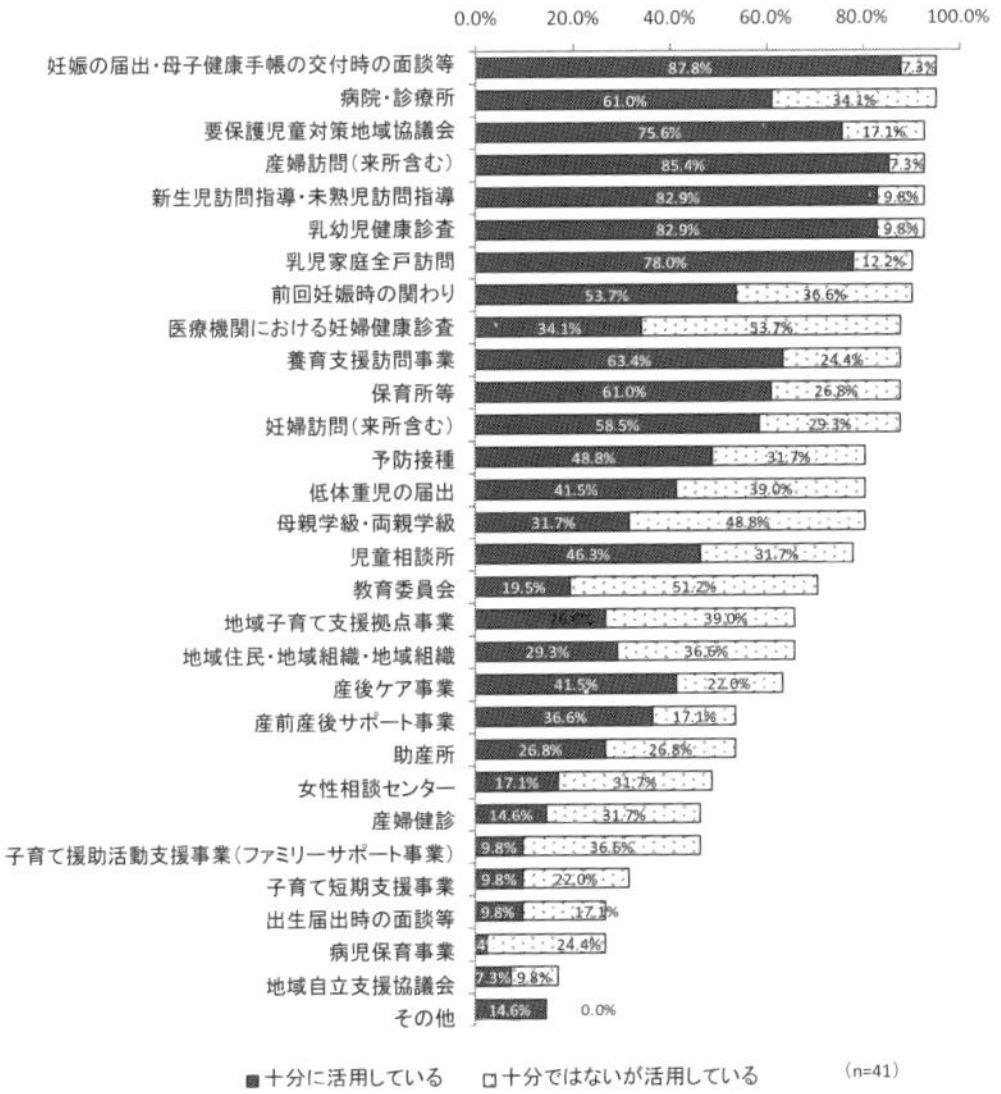

※出典：都道府県からの推薦事例に対する調査（速報）
（平成 28 年 4 月 1 日時点でセンターを設置しており、調査に協力のあった市区町村 41 か所）

図表 2　子育て世代包括支援センターの設置に当たっての課題（複数回答）

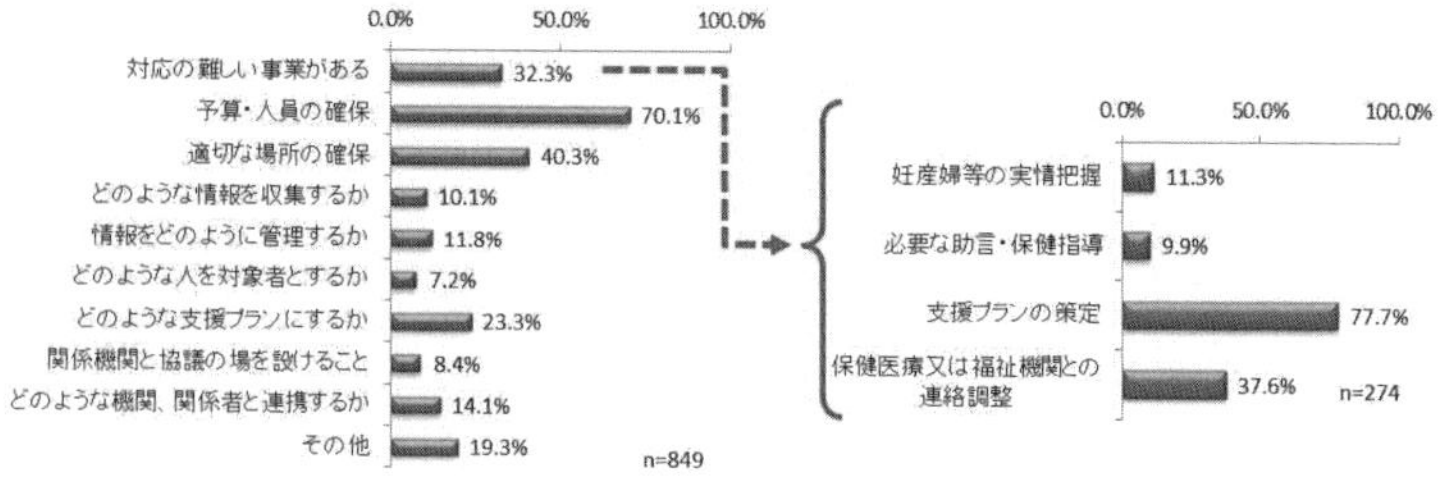

※出典：子育て世代包括支援センター未設置市区町村に対する調査
（平成 28 年 4 月 1 日時点でセンターを設置しておらず、調査に協力のあった市区町村 849 か所）

- これらの課題があることを踏まえ、センターの役割として、妊産婦・乳幼児等の状況を継続的・包括的に把握し、妊産婦や保護者の相談に保健師等の専門家が対応するとともに、必要な支援の調整や関係機関と連絡調整するなどして、妊産婦や乳幼児等に対して切れ目のない支援を提供する。このような取組により育児不安や虐待の予防に寄与することができる。

- 妊産婦・乳幼児等の状況を継続的・包括的に把握するためには、センターが母子健康手帳交付時の面談等の機会を活用して直接把握する方法のほか、関係機関が把握している情報をセンターに集約させ、一元的に管理することによって可能となる。この過程で、各関係機関が把握した妊産婦や乳幼児等の支援ニーズを踏まえて、適切な関係機関・支援を紹介するなど、センターが調整役となることで、妊産婦や乳幼児等に対して包括的な支援を提供することが期待される。さらに、センターが関係機関間の顔の見える関係作りを支援することで、より円滑な連携も可能になると見込まれる。

- また、安心して妊娠・出産・子育てができる「地域作り」もセンターの重要な役割の１つであることから、地域子育て支援拠点事業所など、地域の子育て支援事業等を提供している関係機関との連絡調整、連携、協働の体制作りを行うとともに、地元の自治会や商工会議所、地域住民を含む、地域の子育て資源の育成、地域課題の発見・共有、地域で必要な子育て資源の開発等に努める。

【資料】

図表 3　現状と子育て世代包括支援センター設置後の望ましい姿

現状の課題	子育て世代包括支援センター設置後
・妊産婦・乳幼児等の支援には、医療機関（産科、小児科、歯科等）、こども園・幼稚園・保育所、地域子育て支援拠点事業所、市町村保健センター、保健所などの多くの機関が関わっている。このため、妊産婦等が、自らが必要とする支援を選択することが難しい。	⇒全ての支援を１つの機関に集約して提供することは困難であるが、センターが妊産婦等に助言したり、関係機関を連絡調整したりすることにより、妊産婦・乳幼児等が切れ目なく必要な支援を受けられるようにする。
・各機関は、それぞれが行う支援に関する情報しか把握できていない（例 産科医療機関では妊婦健診結果のみ等）。このため、妊産婦・乳幼児等の状況を継続的に把握できている機関がない。	⇒センターにおいて、直接、妊産婦等の面談を行うほか、各関係機関が把握している情報（14 回分の妊婦健診結果を含む。）を集約し、全ての妊産婦等の状況を継続的に把握する。
・各機関が個別対応により支援を行っているため、担当外の支援ニーズが把握された場合に、適切な対応ができていない。	⇒各関係機関には、担当外の支援ニーズも含めて妊産婦・乳幼児等の状況を包括的に把握するよう要請する。担当外支援ニーズが把握された場合には、センターを通じて他機関の必要な支援につなげることが可能となる。
・各機関の間で、相互に顔の見える関係が構築できていないため、十分な連携が図れていない。	⇒センターによる関係機関の連絡調整の結果、各機関の間で、相互に顔の見える関係が構築される。各機関の支援内容を相互に理解することにより、センターを経由しなくても、各機関の有機的な連携が可能となる。

2．子育て世代包括支援センターの位置付け

- センターには、妊娠初期から子育て期にわたり、妊娠の届出等の機会に得た情報を基に、妊娠・出産・子育てに関する相談に応じ、必要に応じて個別に支援プランを策定し、保健・医療・福祉・教育等の地域の関係機関による切れ目のない支援を行うことが求められる。

図表 4　子育て世代包括支援センターの必須業務

①妊産婦・乳幼児等の実情を把握すること

②妊娠・出産・子育てに関する各種の相談に応じ、必要な情報提供・助言・保健指導を行うこと

③支援プランを策定すること

④保健医療又は福祉の関係機関との連絡調整を行うこと

- 一方で、妊産婦・乳幼児等、住民が気軽に立ち寄ることができ、相談窓口として認知されるためには、センター機能を有する場所や窓口を明示することも重要である。センターとしての窓口・拠点は市町村保健センターや地域子育て支援拠点事業所等、市区町村の実情に応じて設置されるものである。

- また、センターは、市町村保健センター等において既に実施されている各母子保健事業と密な連携をとる必要がある。例えば、母子健康手帳交付時の面談をセンター職員が行うことにより、直接センターが妊婦との接点を持つことが可能であるが、その中で、気になる母親や家庭があった場合には、市町村保健センターや市区町村子ども家庭総合支援拠点に引き継ぎ、フォローするなどの対応も想定される。

- 子育て支援事業は、地域の実情に応じて、市区町村から委託を受けた民間団体やNPO法人など多様な主体の参画により実施されている。そのため、地域の実情を踏まえ、各地域子育て支援拠点事業所や利用者支援実施機関との密な連携・協働が求められる。

【資料】

3．子育て世代包括支援センターの支援対象者

- センターはあらゆる課題や相談事項に単独で対応する場ではなく、関係機関の連携と支援のための連絡調整の中枢である。センターへ行けばなんらかの支援につながる情報が得られるワンストップ拠点（※１）として地域に定着するよう、全ての来訪者を温かく迎えることが重要である。

- センターは、原則全ての妊産婦（産婦：産後１年以内）、乳幼児（就学前）とその保護者を対象とすることを基本とする。地域の実情に応じて18歳までの子どもとその保護者についても対象とする等、柔軟に運用する。その中で妊娠期から子育て期、特に３歳までの子育て期について重点を置く。また、子どもの保護者は多様であり、ひとり親、若年親、事実婚、里親も含まれることに留意する必要がある。障害の有無、心身の健康状態、世帯の経済状況、親の介護の有無、異文化の背景等の事情のために支援が必要になる場合もあるため、関連部署・関係機関との連携の下、柔軟な運用が期待される。

- さらに、学童期以降の児童やその保護者から相談があった場合には、就学前の支援との連続性も考慮しながら、学校保健や思春期保健等との連携も含め、適切な担当者・関係機関につなぐ等の対応を行う。

4．子育て世代包括支援センターにおける支援

- センターは妊娠・出産・子育てに関するリスクの有無にかかわらず、予防的な視点を中心とし、全ての妊産婦・乳幼児等を対象とするポピュレーションアプローチ（※２）を基本とする。一方で、特により専門的な支援を必要とする対象者については、地区担当保健師、市区町村子ども家庭総合支援拠点や児童相談所との連携によって対応する。

- なお、ある時点では特に支援を必要としない妊産婦や保護者も、不安を抱え、地域から孤立することがある。センターは支援ニーズが顕在化していない者について十分な関心を継続的に向ける必要がある。

※１　保健師、ソーシャルワーカー等を配置してきめ細やかな支援を行うことにより、地域における子育て世帯の「安心感」を醸成する。

※２　多くの人々が少しずつリスクを軽減することで、集団全体としては多大な恩恵をもたらすことに注目し、集団全体をよい方向にシフトさせること。

図表 5　妊娠・出産・子育てにおけるリスクからみた
子育て世代包括支援センターが支援する対象者の範囲

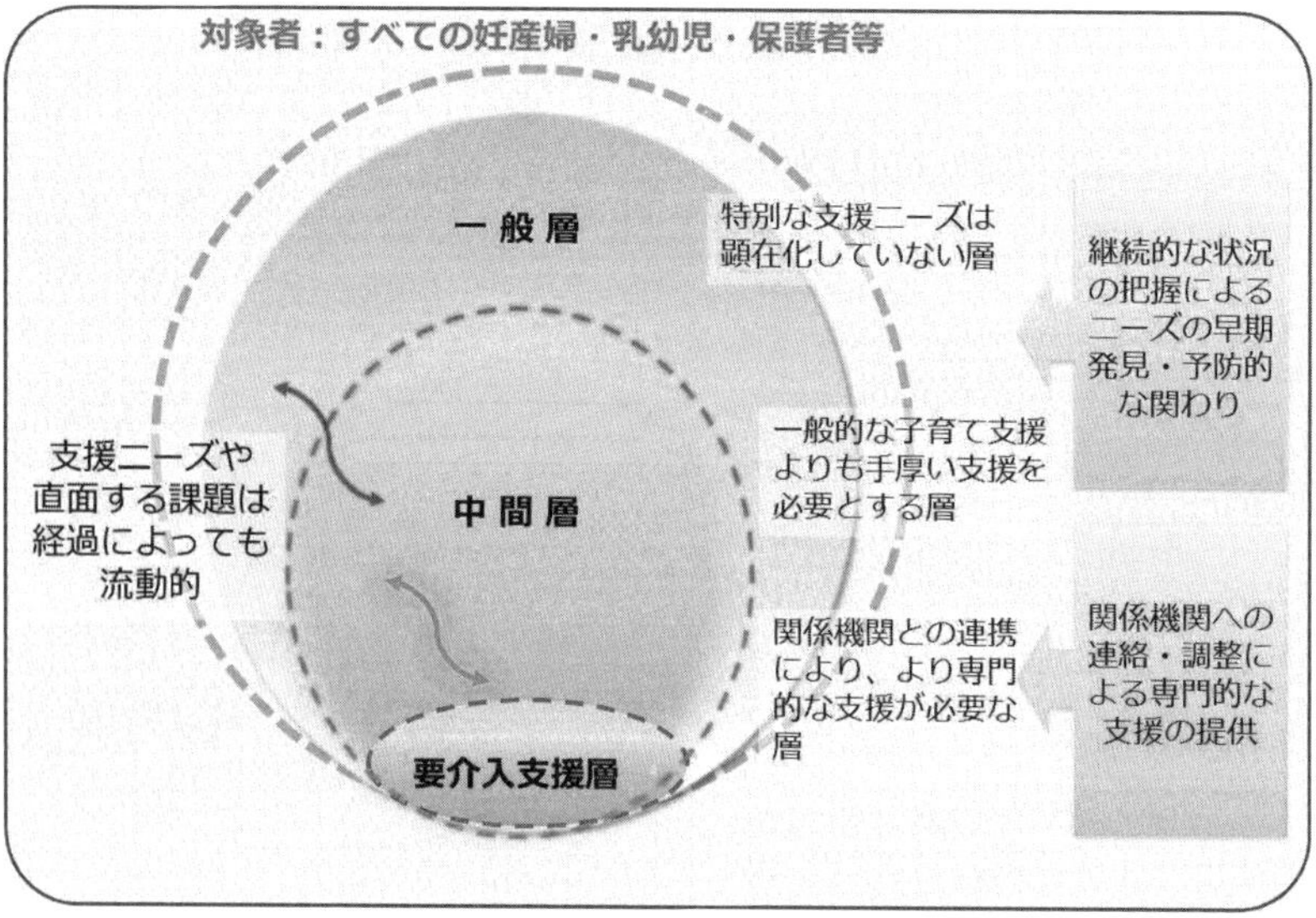

【資料】

図表 6　妊産婦・保護者の状態像別に見た関わりの視点と支援内容の例

	妊産婦・保護者の状態像の例	関わりの視点	支援内容
一般層	**様々な悩みや不安、戸惑いを感じながらも育児を行うことができる層** ➢ 子どもを可愛いと思うが、疲労・病気や夜泣きなどで時には育児負担を感じる ➢ 子どもの発達が遅いのではないかと感じ、不安になる ➢ 自分の時間が持てない、たまには子どもから離れたいと思う　等	育てる力（セルフケア能力）の維持・向上 問題の発生予防	母子保健・子育て支援、交流の場に関する情報提供、相談対応
中間層	**より密な状況把握と支援・関係者のマネジメントを必要とする層** ➢ 子育てに対して否定的になっている ➢ 子どもを可愛がる気持ちが解らない ➢ 貧困や離婚など家庭環境の問題で子どもに関われない ➢ 非常に強い育児不安がある ➢ 障害や育てにくさを感じる子どもがいる ➢ 母親に精神疾患がある ➢ 母親・保護者に被虐待歴がある　等	早期発見・早期対応	母子保健・子育て支援、交流の場に関する情報提供・マネジメント、相談対応（＋経済的な支援） ＋ 市区町村子ども家庭総合支援拠点等の関係機関による、より密な状況の把握
要介入支援層	**虐待対応や予防に向けてより積極的・専門的な支援・介入、見守りを必要とする層** ➢ 若年妊婦、予期せぬ妊娠である ➢ 家庭内でDVが起きている ➢ 子どもを虐待している ➢ 育児放棄をしている　等	子どもの安全確保・治療・再発予防	要保護児童対策地域協議会、市区町村子ども家庭総合支援拠点、児童相談所への連絡調整　等

※委員会での議論をもとに作成

☆DV=ドメスティック・バイオレンス（家庭内暴力）

● センターは、妊産婦・乳幼児等の情報をセンターに一元化して把握することでリスク把握の精度を高め、適切な支援と事後のフォローアップができるよう、センターは関係機関間の重層的な連携を強化し地域との協力関係を整備する。

図表 7　子育て世代包括支援センターにおける支援イメージ

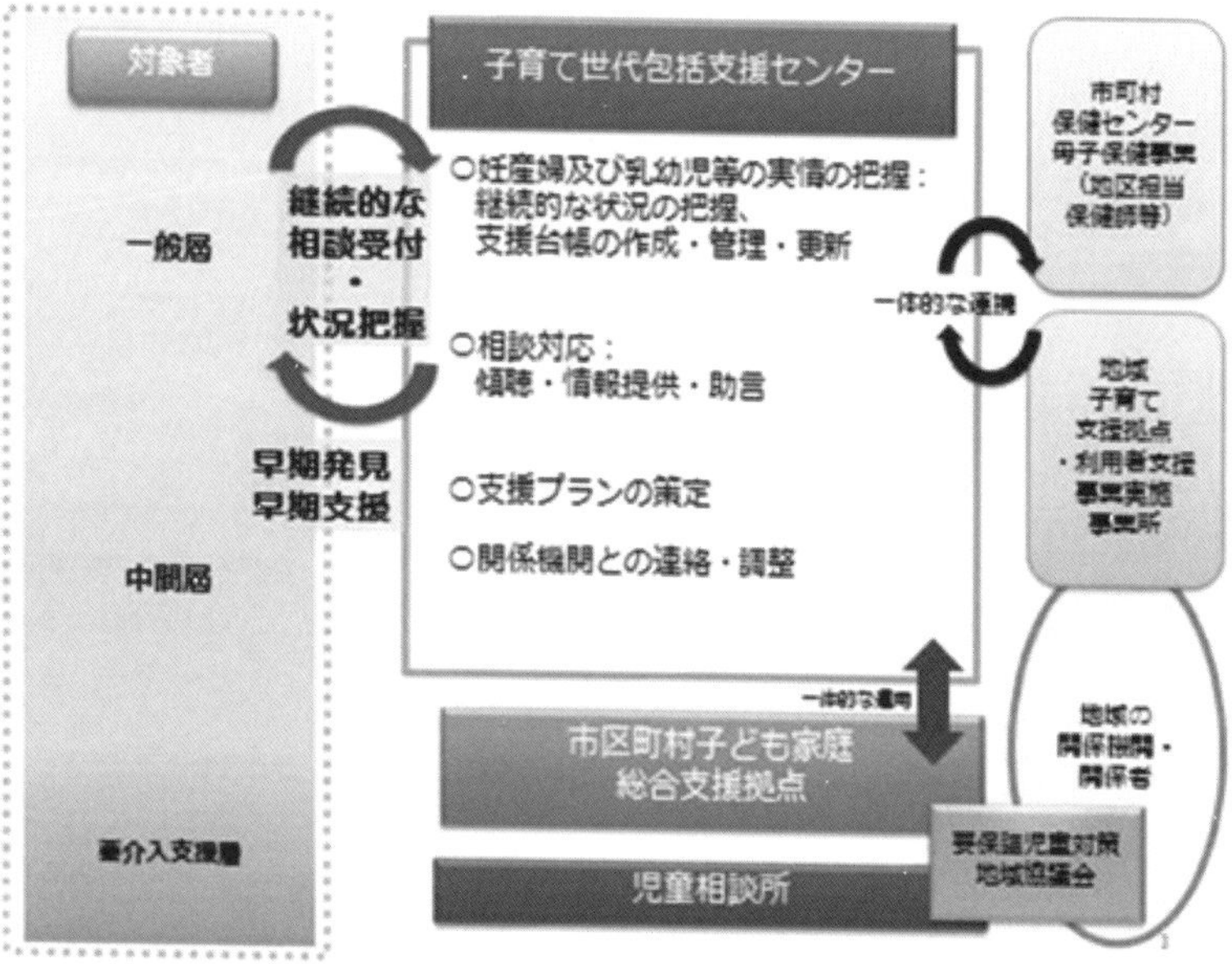

※委員会での議論をもとに作成

第３　業務実施のための環境整備

１．実施体制の確保

（1）複数の機能を集結した子育て世代包括支援センター

- センターは、母子保健に関する専門的な支援機能及び子育て支援に関する支援機能を有することが前提となる。ただし、市区町村の実情に応じて、それぞれの機能ごとに複数の施設・場所で、役割分担をしつつ必要な情報を共有しながら一体的に支援を行うことも可能である。
- なお、複数の施設・場所で実施する例としては、母子保健分野と子育て支援分野で分担する形態、地区ごとに分担する形態、妊娠期から子育て期の時期に応じて分担する形態などが考えられる。
- 複数の施設・場所で実施する場合には、施設・場所の違いや役割分担が「支援の切れ目」を生じさせないよう、十分に配慮するとともに、支援の切れ目を生じさせないようにするためには、市区町村が実施している母子保健施策や子育て支援施策等の調整及びマネジメントする部局を明確に位置づける必要がある。
- なお、社会福祉法に基づく第二種社会福祉事業(※)を実施する場合は、届出を適切に行う必要がある。

※　生計困難者に対して、その住居で衣食その他日常の生活必需品もしくはこれに要する金銭を与え、または生活に関する相談に応ずる事業や生計困難者のために、無料または低額な料金で、簡易住宅を貸付け、または宿泊所その他の施設を利用させる事業など。

【分担の例】

➤ 利用者支援事業（母子保健型）と利用者支援事業（基本型）を一体的に実施する場合

（事業イメージ）利用者支援事業（母子保健型）、利用者支援事業（基本型）の両事業を同一の事業者（施設）が受託し、両事業のコーディネーターが同じ場所で1つのチームとなって実施する方法

（実施例）　和光市など

※「「子育て世代包括支援センター」と利用者支援事業等の関係等について」の整理資料の送付について」（厚生労働省雇用均等・児童家庭局総務課少子化対策企画室・母子保健課事務連絡平成 27 年 9 月 30 日）より抜粋

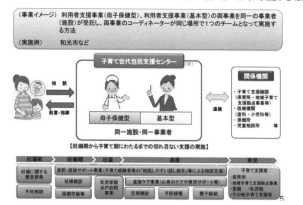

➢ 利用者支援事業（母子保健型）と利用者支援事業（基本型）をそれぞれ立ち上げ、連携して実施する場合

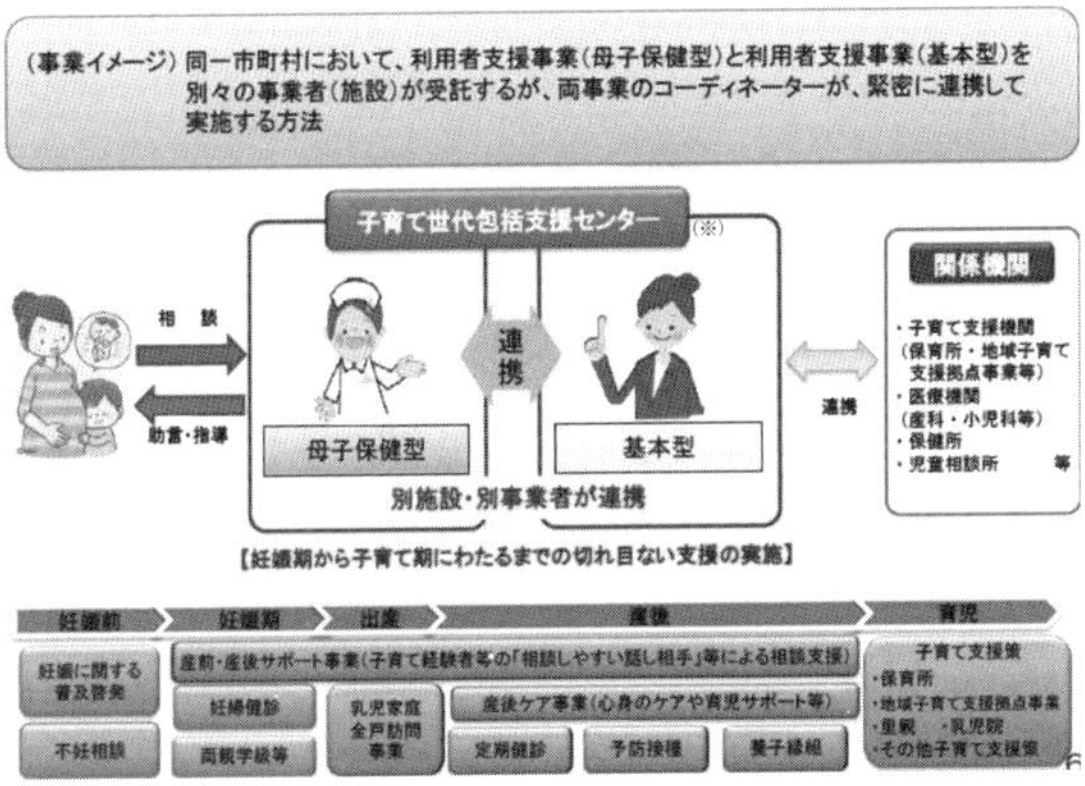

※市区町村子ども家庭総合支援拠点と一体的に支援を実施することが望ましい。

【分担の例】

➢ 市町村保健センターと利用者支援事業（基本型）の連携により実施

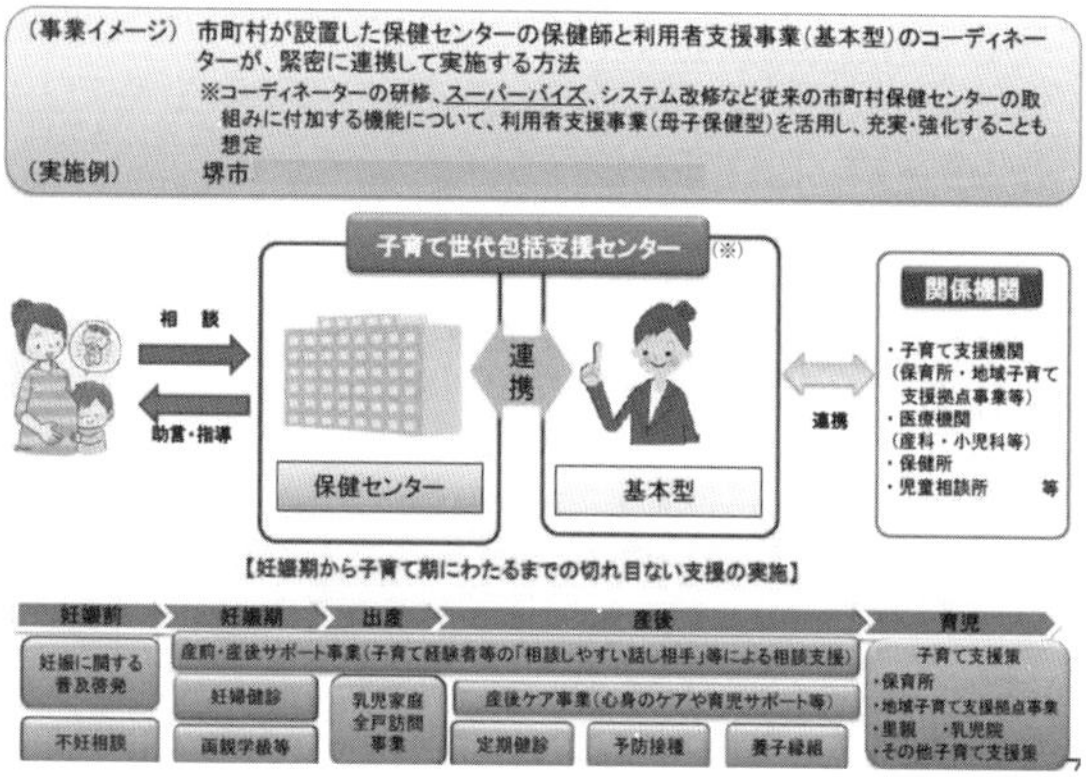

※市区町村子ども家庭総合支援拠点と一体的に支援を実施することが望ましい。

☆ スーパーバイズとは、経験が長いソーシャルワーカー（病気や障害などによって生活に問題を抱える人の社会福祉支援を行う専門職）が経験の浅いソーシャルワーカーに指導、助言、援助すること。福祉や心理の現場では、援助実践者の上司が援助者・実践者を監督する、指導する等の意味に使われている。

➤ 利用者支援事業（母子保健型）又は市町村保健センターを中心に実施

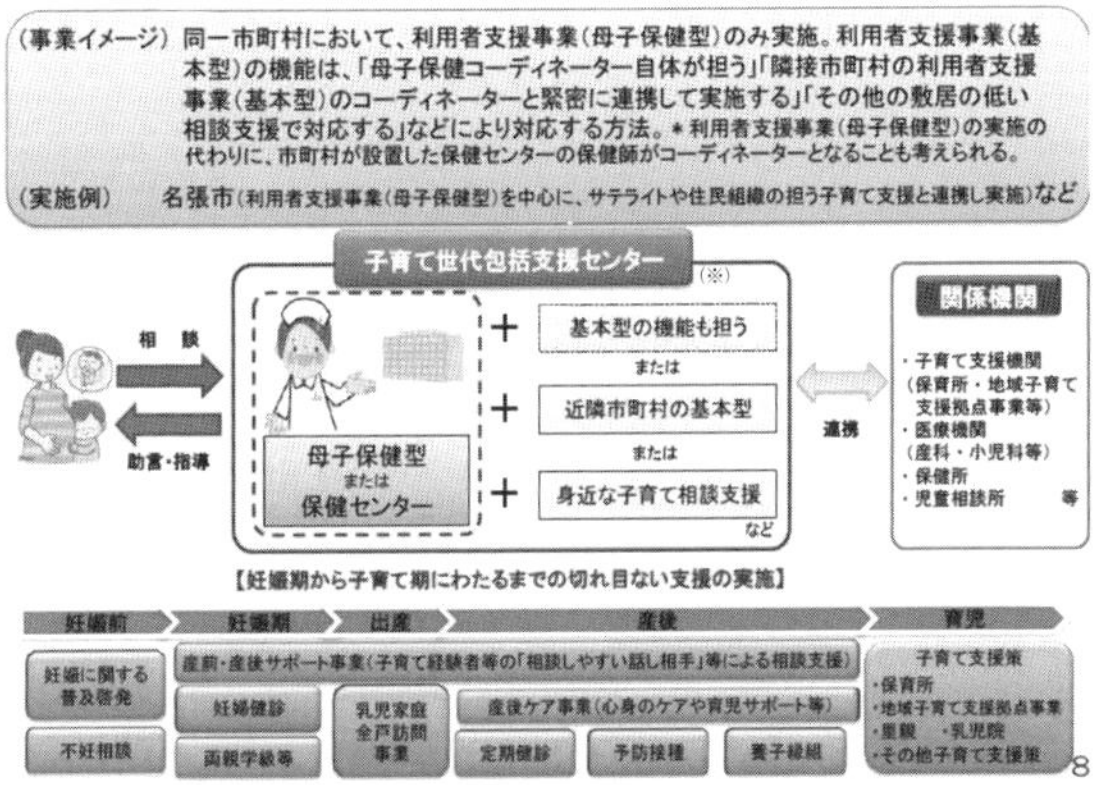

※市区町村子ども家庭総合支援拠点と一体的に支援を実施することが望ましい。

【分担の例】

➢ 利用者支援事業（基本型）を中心に実施

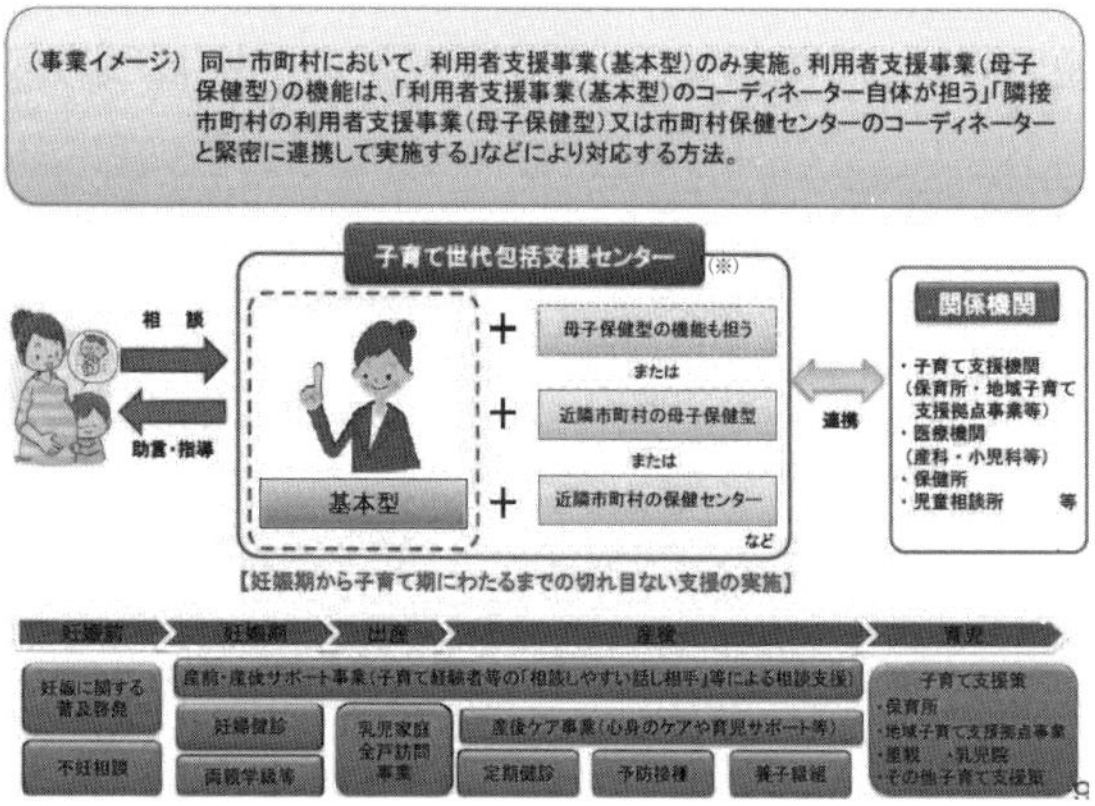

※市区町村子ども家庭総合支援拠点と一体的に支援を実施することが望ましい。

（2）職員の確保

- 「子育て世代包括支援センターの設置運営について（通知）」（厚生労働省雇用均等・児童家庭局母子保健課雇児発0331第5号 平成29年3月31日）においては、センターには保健師等を１名以上配置することが記載されており、保健師・助産師等のこれまでの母子保健活動の経験を活かすことで、センターの業務を効果的かつ効率的に展開することができる。さらに、保健師や助産師、看護師といった医療職に加えて、精神保健福祉士、ソーシャルワーカー（社会福祉士等）利用者支援専門員、地域子育て支援拠点事業所の専任職員といった福祉職を配置することが望ましい。

- このほかにも、医師、歯科医師、臨床心理士、栄養士･管理栄養士、歯科衛生士、理学療法士などの専門職との連携も想定される。こうした専門職の配置・連携を進めることで、普段の相談対応の他、関係機関との連携等も円滑に行うことが可能となる。

- いずれの場合においても、業務量に応じて十分な体制の確保が望ましい。

（3）関係機関・関係者との連携体制の整備

● センターの円滑な運営に当たっては、実際に地域で母子保健や子育て支援に携わっている関係機関・関係者との連携が欠かせない。これまでにも各市区町村は地域の関係機関、関係者と連携して母子保健や子育て支援を行ってきたが、切れ目のない支援の実現に向けて、より一層の連携強化が求められる。

● 一般的な子育て支援よりも手厚い支援を必要とする子どもやその保護者等の早期発見やさらなる情報収集、適切な支援の実施のためにも、市町村やセンターが実施する事業だけでなく、地域のNPO法人などの民間団体などが実施するインフォーマル（※１）な取組も含めて、様々な関係機関等と連絡・調整を行い、協働体制を構築する。特に、子ども・子育て支援法第59条に規定する地域子ども・子育て支援事業（※２）やその他の子ども・子育て支援を円滑に利用できるよう、主に３歳未満の子どもとその保護者の交流の場である地域子育て支援拠点事業所や利用者支援事業実施機関との連携・協働が求められる。

● 連携先となる関係機関等には、センターの役割や機能の正しい理解及び信頼・協力関係の構築ができるよう、日頃から積極的な情報提供や説明等に努める。

● また、支援の実践から明らかになった地域の子育て資源の不足や課題等について、地域の活性化や連帯感の向上の観点から改善策を探求し、新たな連携の創出につなぐことも重要である。

※１　非公式の意

※２　利用者支援、地域子育て支援拠点事業、一時預かり事業、乳児家庭全戸訪問事業、延長保育事業、病児・病後児保育事業、放課後児童クラブ、妊婦健診など。

【資料】

【主な連携先の例】

- 庁内の関係部署、医療機関（産科医、小児科医等）や助産所、保健所、市町村保健センター、地域子育て支援拠点事業所、児童館、こども園・幼稚園・保育所、学校、児童相談所、公民館、NPO 法人・ボランティア、民生委員・児童委員、市区町村子ども家庭総合支援拠点、要保護児童対策地域協議会、児童発達支援センター、学童保育、放課後デイサービス、産後ケア施設 等

【連携場面の例】

- より手厚い支援を必要とする人に関する情報共有や支援の方針、関係者の役割分担を検討するために、関係機関の代表者や専門家等で構成される関係者会議を定期的に開催する。関係者会議は、要保護児童対策地域協議会と合同で開催することも考えられる。関係者会議では、支援の検討の中で見いだされた課題について、解決策の検討を行うことも重要である。
- 既存の会議体や関係団体の会議にセンターの職員が出席し、センターの機能や役割を説明し、協力を呼び掛ける。
- 担当者が異動しても連携が途切れることがないよう、定期的な連絡や引き継ぎを行う。

（4）委託事業者の管理

● 市区町村によっては、やむを得ずセンター業務の一部を民間団体等に委託して実施する場合も想定される。

● 委託先事業者に対して、市区町村はセンターの理念や業務の位置付け等について十分に説明し、理解を得る。また、これまで市区町村が実施してきた経緯を踏まえ、契約の際、委託範囲と責任の所在を明確にする。

● 市区町村は委託事業者とともに、定期的に業務の状況や成果・効果等について把握・評価し、より良い方向への改善策も見いだすなどＰＤＣＡサイクル(※)に基づきマネジメントを行う必要がある。

※ 計画（Plan）・実行（Do）・評価（Check）・改善（Action）を繰り返して継続的に改善する方法

２．情報の管理と守秘義務の徹底

● センターが関係機関等と連携して妊娠・出産・子育てに係る効果的な支援を行うためには、情報の一元化において、安全かつ円滑な情報の流れが保障されていることが必要である。これまで、母子保健部門や子育て支援部門が実施してきた事業等の内容、情報収受の流れを含む情報管理体制、個人情報保護対策等を十分に尊重し、市区町村で最適な在り方を検討するなど細心の配慮が必要である。

● センターはその業務の性質上、非常に繊細で機微な個人情報を扱うため、センター内はもとより、連携する他機関との間においても慎重な情報の取扱いが求められる。収集した個人情報は各市区町村の個人情報保護条例に基づき適切に取り扱う。

● また、民間団体等に委託して実施する場合は、委託契約書に個人情報保護の厳格な取扱いについて明記するとともに、情報漏えいがあった場合における委託解除や損害賠償請求の対応等についても、あらかじめ定めておくことが望ましい。

３．子育て世代包括支援センターの利用促進のための取組

（1）子育て世代包括支援センターの周知

● センターが機能を発揮するためには、その存在や役割について、妊産婦や保護者はもちろんのこと、地域の住民等にも十分な周知・広報を行い、地域の理解と信頼を得ることが基礎となる。

● 市区町村の実情に応じて、センターとしての機能を有する窓口は市町村保健センターや利用者支援事業実施機関などが想定される。いずれの場合においても、妊産婦や保護者が相談したいときにどこを訪ねればよいのか分かるよう、窓口を明

確にしておく必要がある。

- そのため、周知は、様々な媒体や機会を通じて行い、センターの役割や相談を受け付ける場所、対応日時、対象者、受け付ける相談内容、対応にあたる専門職等について案内することが望ましい。

- 妊娠届出時にリーフレット等で周知するとともに、既存の市区町村の広報誌やホームページ上での情報発信に加えて、子育て世代に確実に情報が届くよう、広報手段・方法を工夫する。また、地域によっては、複数言語での多文化対応の広報等についても配慮することが望ましい。

- なお、センターは、全ての妊産婦や乳幼児等に開かれた場所として地域に認識されることが重要であり、センターの利用者が特別な支援を必要とする者であるとの誤解を与えないよう、配慮と工夫が必要である。

- 都道府県においては、市区町村における広報の状況について、定期的に確認し、有効な広報の方法等について、広く市区町村に情報提供することが期待される。

【周知の方法の例】

- 手続き等の機会を活用した周知
  - リーフレット・チラシを作成し、母子健康手帳交付時や出生届受理、転出入の手続き等の機会を活用して配布する。
- 広告媒体を活用した周知
  - ホームページや広報誌等の定期的な作成・更新、メールマガジン、SNS(※１)の活用や、新聞広告等の広告媒体を活用する。
- 既存事業を通じた周知
  - 乳幼児健診の場にセンターの職員が出向き、相談窓口の周知や事業のPRをする。
  - 両親学級や乳児家庭全戸訪問事業、新生児訪問、予防接種等の既存の事業の際に情報提供をする。
- 地域の関係機関等を通じた周知
  - 医療機関、助産所、市町村保健センター、地域子育て支援拠点事業所、こども園・幼稚園・保育所、児童館等の関係機関、住民が頻繁に利用する商業スペース等にポスターを掲示する。
  - 庁内や教育委員会・教育関係者と調整の上、こども園・幼稚園・保育所や学校、ＰＴＡ等を通じて、保護者等への定期的な広報活動を行う。
  - 中学校における保健教育の場や成人式等の機会に情報提供をする。
  - 民生委員の研修会において、センターについて案内する。

【周知する際の工夫の例】

- 虐待やＤＶ(※２)などにも配慮し、被害者や支援を必要とする者の安全を確保しつつ情報提供できるよう広報の方法や場所を工夫する。例えば、潜在的な被害者が人目にさらされずに情報を受け取りやすい場所(ネイルサロン・美容院など)にチラシ等を設置する。
- 一般住民にとって身近な存在と感じられるような呼称の採用や、センターの役割を分かりやすくイラスト化する。

【特に積極的に周知する内容の例】

- 妊娠時から、出産や子育てについて切れ目なく、継続して支援すること。
- だれもが気軽に相談できる窓口であり、必要に応じて適切な支援・サービスにつなぐこと。
- 就労している方にも配慮した利用時間となっていること。
- 医師、歯科医師、助産師、保健師、看護師、ソーシャルワーカー（社会福祉士等)、臨床心理士、栄養士・管理栄養士、歯科衛生士などの多職種がチームとなって支援すること。

※１　登録された利用者同士が交流できる Web サイトの会員制サービス
※２　家庭内暴力（ドメスティック・バイオレンス)

（２）オープンでありながらもプライバシーに配慮した環境作り

- 相談のしやすい雰囲気の醸成やプライバシーに配慮した環境整備は、利用者とのつながりに大きく影響する。
- センターは、全ての妊産婦・乳幼児等を対象とするため、訪れる妊産婦・乳幼児等に対して歓迎する和やかな雰囲気が出せるような工夫をする。
- また、利用者が安心して悩みや相談ごと、家庭の状況等について話すことができるよう、対面での相談の際には配慮が必要であり、可能な限り個室を活用して面談を行うことが望ましい。

【環境整備の例】

- 面談用の個室やスペースは、利用者が安心して支援者と語らい合えるよう、やさしさが感じられるような内装を工夫する。
- カウンターに仕切りを設け、相談対応の様子が他の利用者から見えないようにする。気軽に立ち寄れる相談コーナーとは別に、面談用の個室を設ける。
- 市町村保健センターや地域包括支援センターなど既存の建物内にある個室で面談を行う。

【資料】

4．妊産婦や保護者と継続的な関係を築くための取組

- センターで継続的関係を築く対象には、悩みや不安等により心理的に不安定な状態にあり、それを自覚している妊産婦、保護者等に対応する場合のみならず、対象者が必ずしも支援の必要性を自覚していない場合も想定される。支援を求められていなくても子どもの健全育成のために関係構築の努力を必要とする場合には、支援者側の高いケースワーク（※１）技術や対人支援能力が求められる。

- 把握される情報は、母親だけに着目したものではなく、親子関係、夫婦（カップル）関係、きょうだい関係、経済状況、親の精神状態、子どもの特性等の背景も考慮し、家族全体の問題として捉えるために必要な情報に及ぶ。アセスメントは、収集された情報を統合させ、総合的に行う必要があり、その結果関係機関との連携が必要となる場合には、単に情報提供で終わらせるのではなく、重層的・継続的な関係を築くことが求められる。

- 情報の把握や支援の必要性の判断、適切な継続支援につなげる手段として、確認項目リストや様式、チェックシートの開発、ケース検討会を定期的に行う等の方法を有効活用することが大切である。

- これらを適切に行うためには、実施主体の市区町村においては、国や都道府県等とも連携しながら、定期的に研修を行ったり、業務・研修マニュアルを定めるなど、人材育成や質の担保に向けた取組が期待される。

【人材育成の例】

- センターの職員には、都道府県や市区町村が実施する利用者支援事業の各種研修の受講を積極的に勧奨する。
- センター業務に特化した研修として、先進事例の取組を学んだり、支援プラン作成に係る職員研修を実施する。研修プログラムは地域の大学や医療機関とも連携しながら、講義形式だけでなく、ケーススタディなどの演習やコミュニケーションスキル向上のためのロールプレイ（※２）などを盛り込む。

※１　社会福祉機関や施設において、社会環境との間で何らかの調整を必要とする問題を抱えた個人や家族に直接関わり、その問題を解決できるように援助すること。

※２　現実に起こる場面を想定して、複数の人がそれぞれ役を演じ、疑似体験を通じて、ある事柄が実際に起こったときに適切に対応できるようにする学習方法

第４　各業務の基本的考え方と具体的内容

１．子育て世代包括支援センターの主な業務

- センターは、母子保健施策と子育て支援施策の両面から、妊娠期から子育て期（特に３歳までの乳幼児期）の子育て支援について、支援が利用者の目線からみて切れ目なく一貫性のあるものとして提供されるようマネジメントを行う。

- 具体的には、次の①～④の業務を通じて、妊産婦・乳幼児等や、その家族の実情を継続的に把握し、妊産婦や乳幼児等にとって必要なサービスや支援を提供するため、関係機関との連携や連絡調整を行い、その後の状況のフォローアップと評価を行う。

①妊産婦及び乳幼児等の実情を把握すること

□　保健師等によるセンターでの面談や家庭訪問、関係機関からの情報収集等を通じて、妊産婦や乳幼児等の実情を継続的に把握する。

□　収集した情報は、個別の妊産婦及び乳幼児ごとに記録するとともに、支援台帳を整備し適切に管理する。

②妊娠・出産・子育てに関する各種の相談に応じ、必要な情報提供・助言・保健指導を行うこと

□　妊産婦や保護者の個別の疑問や不安にできる限り丁寧に対応し、本人にとって必要な情報提供や助言、適切な表現・コミュニケーション方法によって行う。

③支援プランを策定すること

□　妊産婦や乳幼児等の課題や支援ニーズに的確に対応するために、必要に応じて支援プランを策定する。

□　支援プランは、妊産婦や保護者の「親になる力を育てる」支援に資するツールの１つであり、個別の妊産婦や保護者の状況や経過を反映させつつ、可能な限り本人との対話を通じて作成する。

□　自治体の事業スケジュール等の提示・情報提供とは異なる。また、全ての利用者について体系的に情報を管理する支援台帳とも異なることに注意する。

④保健医療又は福祉の関係機関との連絡調整を行うこと

□　利用者目線に立って支援の継続性と整合性が確保できるよう、関係機関と十分な連絡調整を行う。

【資料】

図表 8　子育て世代包括支援センターによる利用者への支援

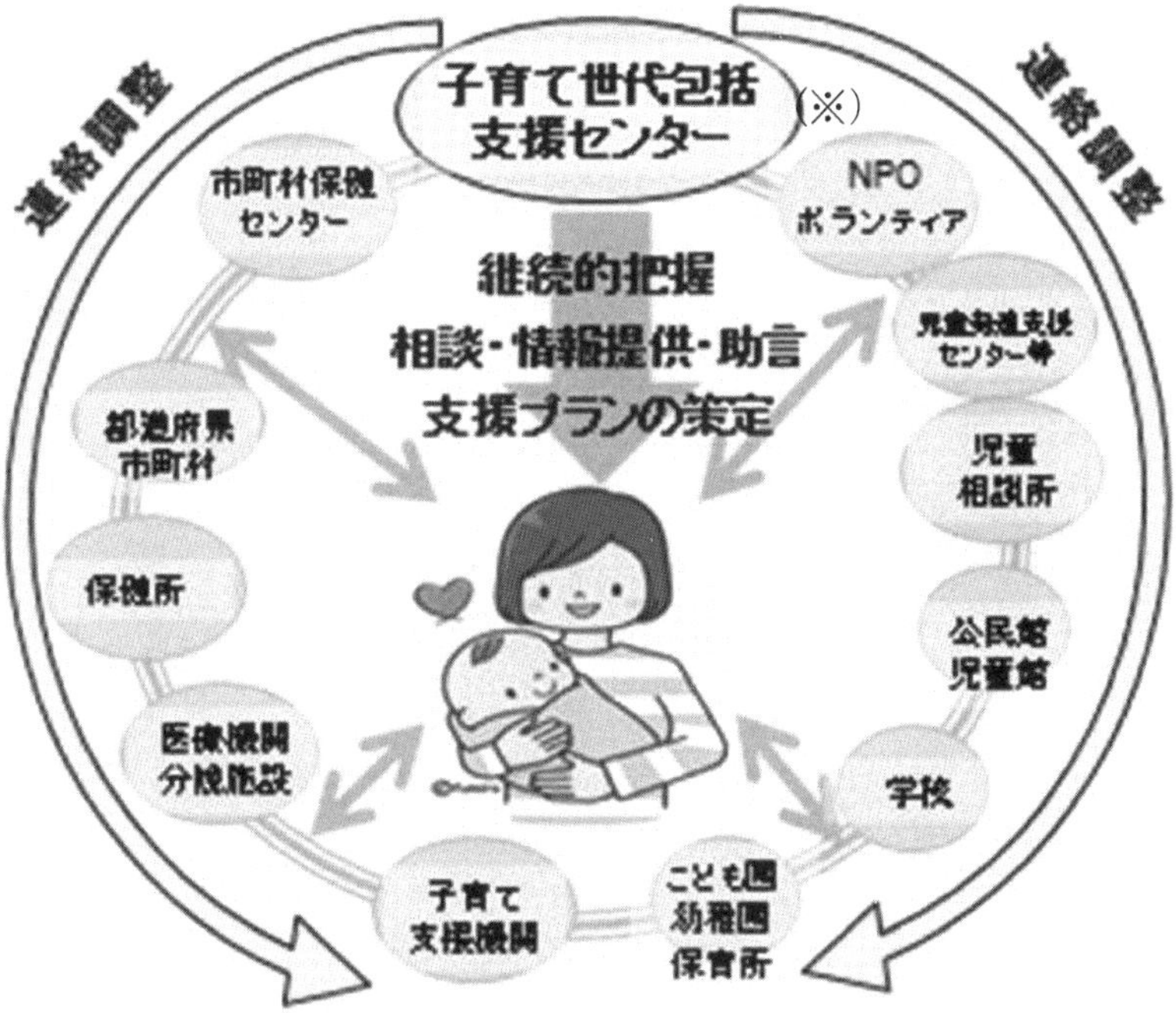

※市区町村子ども家庭総合支援拠点と一体的に支援を実施することが望ましい。

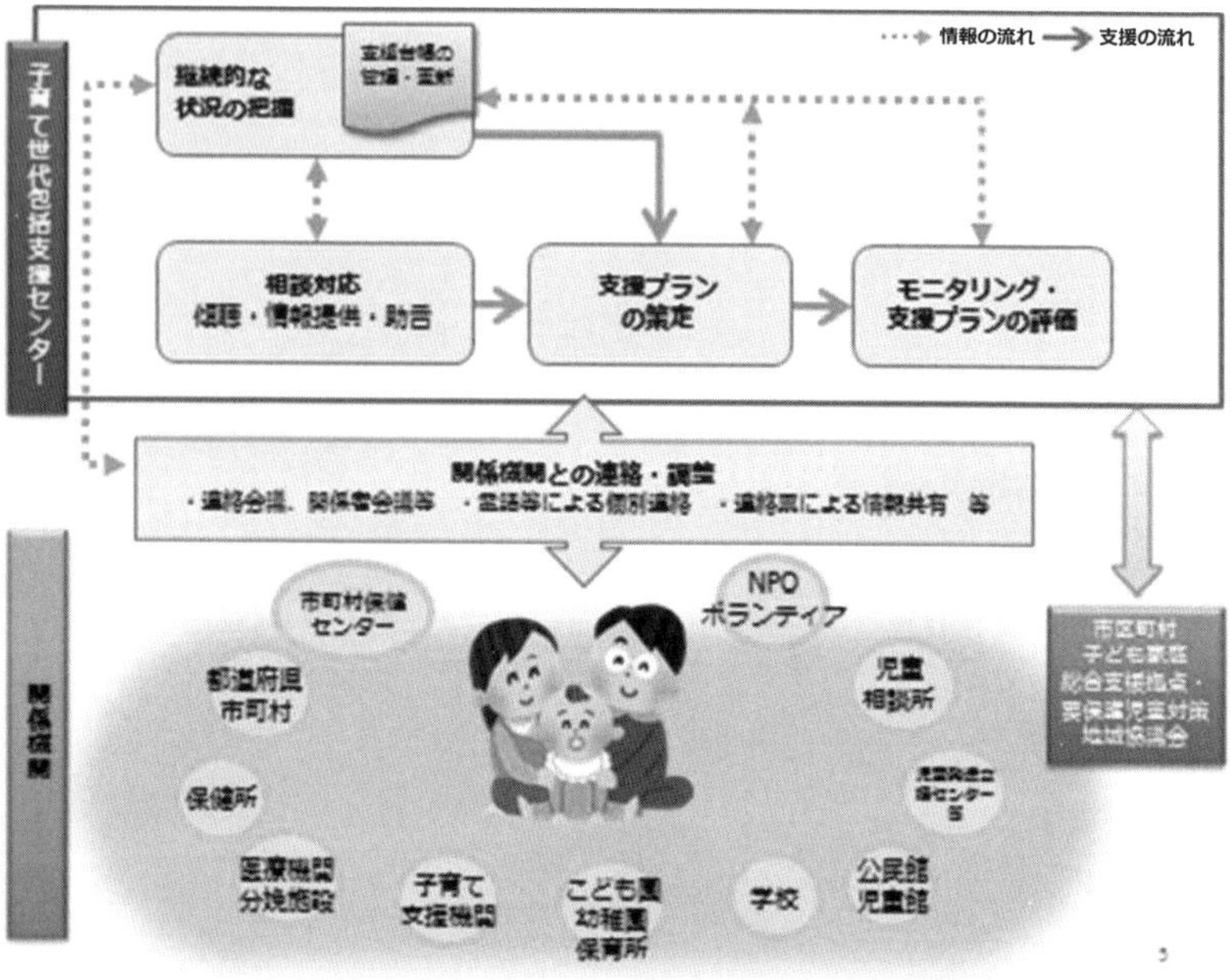
情報の流れ
支援の流れ
子育て世代包括支援センター
継続的な状況の把握
相談対応
傾聴・情報提供・助言
支援プラン
の策定
モニタリング・
支援プランの評価
関係機関との連絡・調整
・連絡会議、関係者会議等　・電話等による個別連絡　・連絡票による情報共有　等
関係機関
市町村保健センター
NPO
ボランティア
都道府県
市町村
児童
相談所
保健所
医療機関
分娩施設
子育て
支援機関
こども園
幼稚園
保育所
学校
公民館
児童館
市区町村
子ども家庭
総合支援拠点・
要保護児童対策
地域協議会

【資料】

2．継続的な状況の把握

（1）基本的な考え方

- 妊娠期から子育て期にわたって切れ目のない支援を行うためには、妊娠・出産・子育ての期間を通じて、妊産婦・乳幼児等、及び父親を含む家庭全体について、支援に必要な情報を継続的かつ一元的に収集し、記録・蓄積する必要がある。特に、妊娠初期から状況・経過の把握を行うことで、予防的な関わりや問題の早期発見・早期対応が可能となる。

- センターは、リスクや障害の有無にかかわらず全ての妊産婦・乳幼児等を対象とするため、センター機能を有する市町村保健センターや子育て支援拠点事業所等の窓口に相談来所する妊産婦や保護者だけでなく、既存の事業や関係機関との連携を通じて、相談窓口に来所しない者や、問題や支援ニーズが顕在化していない者についても状況を把握できる方法、支援の必要性を判断したり、支援プランに基づき継続的に関与する主たる支援者を決定したりする場の設定を検討するなど、役割分断にならないように努める。

- 妊産婦や乳幼児等の状況や周囲の環境は経過とともに変わることから、一度支援の必要性がないと判断された者であっても、その後、手厚い支援が必要な状況に陥っていないか、関係機関と連携しながら、様々な事業や機会を捉えて継続的に状況を把握するように努める。

- また、関係機関において支援の必要性が認められる対象者がいた場合には速やかにセンターに情報提供が行われるよう、支援が必要な対象者像について関係機関間で共有する機会を設定する等、顔の見える関係を構築することが求められる。

図表 9　子育て世代包括支援センターにおける「継続的な状況の把握」のイメージ

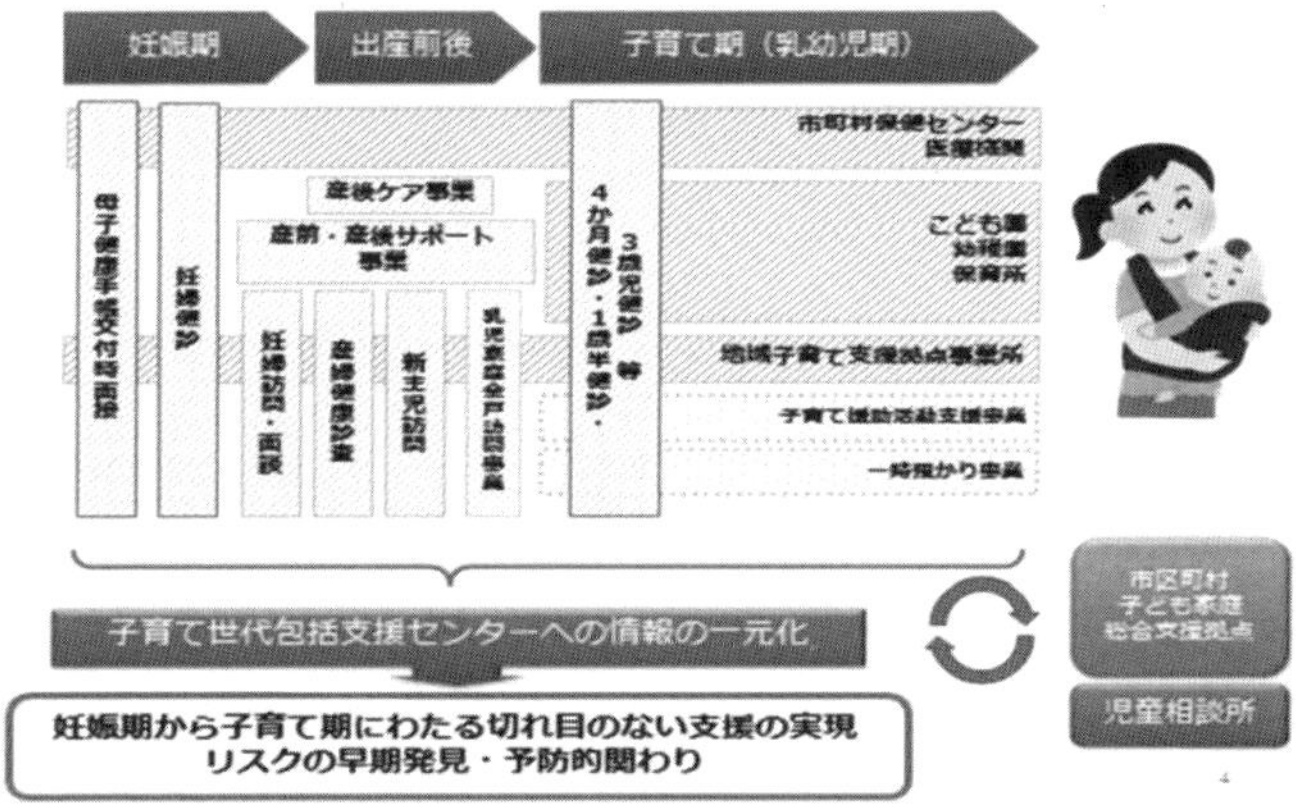

（2）継続的な状況の把握のための取組

ア　情報収集の項目・留意事項

- 情報収集の際には、まずは面談等を通じて、センターに対する安心感を持ってもらい、信頼できる人間関係を築くことが重要である。

- 妊産婦・乳幼児等の健康状態や不安等だけでなく、その家庭の強みやリスクの発見のためにも、父親をはじめとした保護者、祖父母の状況、互いの関係性などを把握することも重要である。また、育児を手伝ってくれる人や相談相手がいるか（孤立していないか）等、地域とのつながりについても把握する。

- 近年、働きながら子育てをする女性や共働きの子育て家族も少なくないことから、就労の有無や仕事内容、職場での協力・配慮の有無等についても継続的に把握し、悩みや困りごとがないかについても確認する。

- また、妊産婦については、心理社会的状況を早期に評価し、適切な支援につなげることも重要である。医療機関においてはメンタルヘルス（※1）の評価を行うこともあることから、医療機関との情報共有・連携によって、心理面、社会生活面でのつまづきの兆候を的確に把握・評価し、早期に支援の必要性を確認する。

【既存のツールを活用した心理面の確認・把握方法（例）】

- ➢ 医療機関における妊婦健康診査の際にメンタルヘルス（※1）面の様子の確認を依頼する
- ➢ 面談の際に育児支援質問票、赤ちゃんへの気持ち質問票、エジンバラ産後うつ病質問票（EPDS（※2））に回答してもらう

※1　精神面における健康のこと。
※2　産後うつ病のリスク度の判定に役立つ EPDS を活用することにより、産後の母親に対して効果的な支援を行うことができる。

【資料】

● 主な情報収集の項目の例として、次のものが挙げられる。

図表 10 主な情報収集の項目（例）：妊産婦・保護者について

時期		妊娠期	出産前後	子育て期
対象		妊婦	妊産婦	保護者
基本情報	年齢	○		
	婚姻状況	○		
	家族構成	○		
	転出入の状況　等	○		
妊娠・出産の状況	妊娠週数、分娩予定日	○		
	出産年月日		○	○
	出産時の異常の有無		○	○
	上の子の周産期情報、育児情報　等	○		
仕事・経済状況	仕事内容	○		○
	職場での協力・配慮の有無	○		
	世帯の経済状況　等	○		
健康情報	既往歴、妊娠・出産歴	○		
	身体的・精神的状態　等	○	○	○
生活習慣	喫煙、飲酒の有無、その他生活習慣　等	○		
家族関係	家族との関係	○	○	○
	夫・パートナーの協力の有無　等	○	○	○
周囲のサポートの状況	相談相手の有無	○	○	○
	子育て仲間の有無		○	○
	その他協力の有無	○	○	○
悩み・困りごと	悩み・困りごと	○	○	○
	育児の状況、負担感　等		○	○
各種事業、サービスの利用状況	母子保健事業の利用状況	○	○	○
	子育て支援事業の利用状況　等		○	○
その他	国籍・言語　等	○		

図表 11　主な情報収集の項目（例）：乳幼児について

時期		出産前後	子育て期
対象		新生児	乳幼児
基本情報	出生年月日	○	
	出生機関	○	
	在胎週数	○	
	単体・多胎の別	○	
	出生体重	○	
	出生時の状況（異常の有無等）　等	○	
健康状態 発達・発育状況	疾病の有無・状況、健康状態	○	○
	哺乳状況	○	
	発育・発達状況　等		○
生活状況	生活習慣　等		○
各種受診状況	乳幼児健診の受診状況		○
	予防接種の接種状況　等		○
家庭の状況	家庭の養育力　等	○	○

【資料】

イ　情報収集の方法

- 情報収集の方法としては、センターが妊産婦や保護者等との面談により直接情報を収集する方法や、既存の事業や関係機関を通じて情報を収集する方法がある。妊娠期から子育て期にわたり、妊産婦・乳幼児等に関する情報を収集する方法・機会として、次のようなものがある。

図表 12　情報収集のために活用可能な情報源・機会（例）

時期		妊娠期	出産前後	子育て期
対象		妊婦	妊産婦 新生児	保護者 乳幼児
母子保健事業関係	妊娠の届出・母子健康手帳の交付時の面談等	◎	◎	○
	医療機関における妊婦健診	◎	◎	
	母親学級・両親学級	○	○	
	妊婦訪問（来所含む。）	◎	◎	○
	出生届時の面談等		○	○
	低体重児の届出		◎	○
	新生児訪問指導・未熟児訪問指導		◎	◎
	乳幼児健診		○	◎
	産婦健診		○	○
	予防接種			○
	産婦訪問（来所含む。）		◎	○
	産前・産後サポート事業		○	○
	産後ケア事業		○	○
子育て支援事業関係	乳児家庭全戸訪問事業		◎	◎
	養育支援訪問事業	◎	◎	◎
	利用者支援事業	◎	○	◎
	子育て短期支援事業		○	○
	地域子育て支援拠点事業所	◎	○	◎
	病児保育事業		○	○
	子育て援助活動支援事業（ファミリーサポート事業）		○	○
その他	前回妊娠時の関わり	○	◎	◎
	市区町村子ども家庭総合支援拠点	◎	◎	◎

時期		妊娠期	出産前後	子育て期
対象		妊婦	妊産婦 新生児	保護者 乳幼児
その他	要保護児童対策地域協議会	◎	◎	◎
	児童相談所	◎		◎
	女性相談センター	○	○	○
	教育委員会	○		○
	地域自立支援協議会	○		○
	病院・診療所	◎	◎	◎
	助産所	◎	◎	◎
	こども園・幼稚園・保育所、児童館等			◎
	地域住民・地域組織	○	○	○

※○：主な情報源・機会　◎：特に重要と考えられる情報源・機会

（ア）妊娠の届出時・母子健康手帳交付時

- 妊娠の届出を受けての母子健康手帳交付時においては、ほぼ全ての妊婦と接点を持つことができる貴重な機会である。こうした機会を積極的に活用し、アンケートや面談等を行うことで、その後の支援のために必要な情報収集を行う。あわせて、利用可能なサービス等について情報提供を行う。
- 妊婦によっては配偶者やパートナーなどの代理人が妊娠届を提出する場合があるが、その場合は別途改めて妊婦本人との面談日を設ける等の対応が望ましい。
- なお、妊娠届出時の面談は継続的な状況把握の入り口として重要であるが、妊産婦や乳幼児等の状況は変化していくことから、当該面談だけでなく、妊娠期及びそれ以降の時期についても、継続的かつ一元的に状況を把握することが重要である。

【資料】

【妊娠の届出受理・母子健康手帳交付時の情報収集の例】

- 妊娠の届出の際にアンケートに回答してもらう。その内容を踏まえて 30 分間、保健師が面談を行い、詳しい情報収集と、各種サービスの情報提供を行う。
- 代理人が妊娠届を提出する場合には、別途面談日を設けて来所していただく。
- 妊婦と必要時に連絡が取れるよう、連絡が取りやすい連絡先と曜日、時間帯について妊娠の届出時点で情報提供を依頼する。
- センターでの妊娠届の提出・母子健康手帳交付時にはその場で面談をし、他部署（市民課、市民センター）での場合はアンケートに回答してもらい、状況を確認する。
- 妊婦健康診査の補助券や育児に関連したグッズを複数回に分けて配布するなど、面談の機会を複数回設定できるような工夫をする。

（イ）妊婦健康診査時

- 妊婦健康診査は、妊娠の経過や母親の身体的な状況だけでなく、心理的・社会的な状況も把握できる貴重な機会であり、健診実施機関を通じて情報収集に努め、得られた情報を、妊婦に対する支援のために積極的に活用することが望ましい。
- 妊婦健康診査を市区町村から医療機関等に委託して実施する場合には、委託契約において健診結果の速やかな報告を求めるなど、医療機関等との連携・協力体制を整備する。なお、妊婦健康診査の結果は機微な個人情報であり、慎重な取扱いが必要である。

【妊婦健康診査結果の取扱いに関する例】

- 従来は妊婦健康診査の結果が市への健診費用の請求書とともに届くため、タイムリーな支援につながらなかった。そのため、健診の結果、特に支援が必要と判断された妊婦に関しては、随時、医療機関からセンターへ連絡票を送付し、支援要請の連絡を入れてもらうようにした。
- 健診結果の取扱いについて事前に本人同意を得ていることについて周産期医療連絡会等の場を通じて地域の医療機関に周知する。

（ウ）出産前後、子育て期

- 出産直後や子育て期において多くの母子等の情報を得られる機会として、母子保健法による乳幼児健康診査や、児童福祉法による乳児家庭全戸訪問事業等が挙げられる。これらの機会を通じて関係部署が把握した情報について遅滞なくセンターに連絡してもらう。

- さらに、子育て期においては、普段の生活の様子や育児不安などの相談や悩みが把握される場として、地域子育て支援拠点事業所や利用者支援事業実施事業所、こども園・幼稚園・保育所、児童館等が想定される。子育て期において親子が日常的に利用する地域の施設やサービス事業者について把握し、これらの関係者と定期的な情報交換の機会を設けるとともに、随時気になる情報についての提供方法についてもあらかじめ取り決めておく等の連携が重要である。

- 市区町村の中には、各種子育て支援事業を社会福祉協議会等へ委託して事業を実施している場合がある。訪問や健診、子どもの預かり等の機会を通じて得られた情報は書面や定期的に開催する関係者会議等により情報共有し、センターにおいて情報を一元管理する。

【出産前後、子育て期の情報収集の例】

- ➢ 出生届が出された全家庭へ保健師等が電話をし、相談対応を行う。
- ➢ こども園・幼稚園・保育所や、民生委員・児童委員等の会議の場に出向き、情報を収集する。

ウ　切れ目のない状況の把握のための関係機関との連携の取組

- 医療機関は、妊娠期・出産前後においては産科が、子育て期においては小児科が継続的に妊産婦や乳幼児等に関わっており、妊産婦・乳幼児等の状況に応じて、精神科や歯科等も関わっている。また、助産所は、妊娠期から関わり、妊産婦・乳幼児等の状況を切れ目なく把握している。医療機関や助産所によっては、産後ケアを行っている場合もある。このため、センターでは、全ての期間を通じてこれらの病院や診療所、助産所との密な連携が望まれる。

- また、地域の栄養士・管理栄養士は、栄養相談に対応する過程で、家庭の悩みや問題を早期に把握する場合もあることから、こうした相談対応者との情報共有も重要である。

- 地域子育て支援拠点事業所は、子育て中の親子に加え、妊娠中の方が子育て支援に関する情報を得たり、既に子育て中の方々と接したりする場として機能するなど、妊娠中、子育て期の不安や悩みに対して身近なところで対応していることから、連携、情報共有が重要である。

- こうした地域の関係者との定期的な連絡会を設ける等により、支援が必要と思われる妊産婦・乳幼児等の情報共有を行う。

- その他、次のような取組を通じて妊産婦・乳幼児等の状況を把握し、支援が必要と考えられる親子等の情報を共有する。

【資料】

【継続的な状況の把握のための取組例】

- 地域の関係機関の担当者が集まり定期的に会議を開催する。
- 特定妊婦、要支援児童、要保護児童など、市区町村子ども家庭総合支援拠点、児童相談所による支援が必要なケースに関する情報は連絡票を用いて速やかに共有する。
- 地域組織（民生委員等）が把握している妊産婦や乳幼児等の状況を共有する。
- 地区担当保健師からの情報収集、訪問同行を行う。
- こども園・幼稚園・保育所や地域子育て支援拠点事業所等へ出向いて乳幼児期の様子について確認する。

エ　情報の記録・管理

● 各種方法により収集した情報は、切れ目のない支援に活用できるよう、個人記録として紙媒体やシステム上での管理など、所定の様式を定める等により適切に管理し、必要なときに迅速に閲覧できるよう整備する。また、妊娠期から子育て期における時間的な経過や、妊産婦・乳幼児等の情報が分断されることがないよう、一元的な管理に努める。

【情報管理の例】

- 個人記録として、母子及び家庭の状況の記録を１つの様式にまとめる。
- 住民基本台帳と連動しているシステムにおいて一元管理し、世帯単位で情報を管理する。支援台帳と紐づけ、支援の内容や経過、次回支援予定等も閲覧できるようにする。
- 相談対応、情報提供等の情報は、関係者間の共通管理システム上にデータを記録し、管理する。

（３）支援台帳の作成・管理方法

ア　支援台帳への記載項目

● 全ての妊産婦・乳幼児等について、予防的な支援の観点から、妊娠期、出産前後、子育て期の状況を継続的に把握し、経過に関する情報を体系的に管理するために、支援台帳を作成する。

● 支援台帳の記載項目として、以下のものが挙げられる。支援に当たって必要な基本情報に加えて、その後の支援状況や経過、関係者との調整、会議の開催、支援プランの策定（p. 145 参照）等が必要な場合には、その旨を記載することも考えられる。

図表 13　支援台帳への記載項目（例）

妊産婦・保護者に関する記載項目	乳幼児に関する記載項目
➢ **妊娠届出日、手帳交付日** ➢ **生年月日、年齢、居住地区** ➢ **婚姻状況** ➢ **家族構成** ➢ **本人及びパートナー・夫の就労状況** ➢ 分娩予定日 ➢ **出産（予定）機関** ➢ 既往歴、出産歴 ➢ **面談日、接触日** ➢ **要支援の有無、支援理由、次回接触予定日等** ➢ **居住地、担当地区（担当保健師）** ➢ その他情報収集した内容等	➢ **年齢（月齢）** ➢ 出生機関 ➢ **出生時の状況** ➢ **面談日、接触日** ➢ **要支援の有無、支援理由、次回接触予定日等** ➢ その他情報収集した内容等 （予防接種の状況、健診受診状況等含む）

※太字下線は優先度が高いと考えられる項目

イ　支援台帳の管理方法

- 情報の収集や支援記録等の詳細を紙媒体で記録している場合であっても、支援台帳は電子ファイル又は専用のシステムにより管理するなど、記録の管理・更新や、地区担当保健師や庁内関係部署等の関係者との共有しやすい方法で管理することが望ましい。
- ただし、個人情報を含む内容であるため、閲覧権限は一定の範囲内に制限する。

【支援台帳の管理・運用方法の例】

- ➢ 支援の対象者についてまとめた支援台帳は電子媒体で作成・管理するなどして、必要な時に情報を直ちに参照できるようにする。妊婦健康診査から乳幼児健康診査までの結果をまとめた支援台帳は別ファイルにて管理する。
- ➢ 住民基本台帳と連動している専用のシステムにおいて各種記録や情報を一元管理し、支援対象者は一覧にして確認できるようにする。

【資料】

3．妊産婦や保護者への情報提供・助言

（1）相談対応

- 利用者目線で整合性・連続性のある相談対応を行うことが、妊産婦や保護者との信頼関係の構築の基本であり、切れ目のない支援を効果的に行うために重要である。

- センターは妊娠や出産、子育てに関する悩み等を傾聴し、対象者のニーズや状況に応じて利用可能なサービス等について、情報提供・助言等を行う。

- 妊娠や出産、子育てについての様々な相談に対応できるよう、保健師や助産師、ソーシャルワーカー（社会福祉士等)、栄養士・管理栄養士、臨床心理士、利用者支援専門員等の職員を配置するなどが考えられる。また、センターの職員が複数人いる場合は地区担当制を採用することで、当該地域の実情に詳しい職員が一貫して相談対応、助言等を行う体制も考えられる。

- 複数の施設・場所で役割分担して相談対応を行っている場合、それらの窓口に寄せられた相談内容や情報提供の状況は適時共有し、支援の必要性の判断や関係機関との連絡調整を行うことが求められる。

【相談対応体制の例】

- 地区担当制を採用し、複数名体制で対応する。
- 妊産婦や乳幼児等の状況に応じて助産師、保健師、女性・家庭相談員等が対応する。
- 専用のｗｅｂサイトを開設するとともに、メールでも相談を受け付ける。
- ３職種（保健師、助産師、ソーシャルワーカー（社会福祉士等））を配置する。
- 小学校区ごとに相談対応拠点を設置する。

（2）妊産婦・乳幼児等の状況やニーズに応じた情報提供・助言

- 妊産婦・乳幼児等の状況やニーズに応じて、利用可能なサービスや、今後利用することが想定されるサービス等について情報提供や助言を行う。

- 対象者の状況やニーズを適切に判断し、適切な情報提供や助言ができるよう、関係者会議を開催したり、職員の研修等を実施することも重要である。

- 妊産婦や保護者に情報提供した内容や助言等は、支援台帳において記録・管理し、関係者が必要に応じて確認・情報共有できるよう整理しておく。

【情報提供の例】

➢ 以下のように、あらかじめ情報提供する内容を整理しておく。
  - 産後の支援がない場合：産後家庭支援ヘルパーや一時預かり、ファミリーサポートセンターの情報提供・調整
  - 多胎の場合：保護者のネットワークやサロン、育児物品の貸し出しの紹介
  - 育児不安が強い：両親学級、定期的な健診受診の勧奨、相談先、レスパイト事業（※）の紹介
  - 発達に関する不安がある場合：児童発達支援センター　等
  - 子育て・介護と仕事の両立：育児・介護休業制度に関するリーフレットの配布や相談先の紹介（特に男性も育児休業や介護休業などの両立支援制度を利用できることの周知）

➢ 妊娠期、子育て期の別に、パートナーの有無・就労の有無・周囲の支援者の有無に応じて、情報提供する内容や支援プラン作成などの対応をあらかじめ定めておく。

※　市町村事業である日中一時支援等のサービスを受けられない障害児者をもつ親・家族を一時的に、一定の期間、その障害児者の介護から解放することによって、日頃の心身の疲れを回復し、ほっと一息つける（レスパイト）ようにする会員制の援助事業

4．支援プランの策定

（1）基本的な考え方

- 本来、全ての妊産婦や保護者等が、妊娠や出産、子育てに向けて、自身や乳幼児等にとって必要とする母子保健や子育て支援サービスを適切に選択して利用できるよう、自身でサービスの「利用計画」（セルフプラン）を立てられることが望ましい。

- 妊産婦や保護者等の中には、利用可能なサービス等の情報提供のみで利用計画を立てられる場合もあれば、サービスの選定に係る助言などの支援を必要とする場合もある。後者の場合、センターは支援を必要とする妊産婦や保護者等とともに話し合いながら、利用計画の作成を支援する。

- この利用計画は、単に自治体の事業スケジュール等の提示・情報提供とは異なり、個々の妊産婦や保護者等の実情を踏まえ、利用者の視点により作成するものである。

- さらに、利用計画の作成支援だけでなく、サービスの提供等に当たり、関係機関による密なモニタリングが必要と考えられる妊産婦や保護者等については、関係機関による支援についても整理した「支援プラン」を作成する。

図表 14　段階的な支援と利用計画（セルフプラン）・支援プランの関係

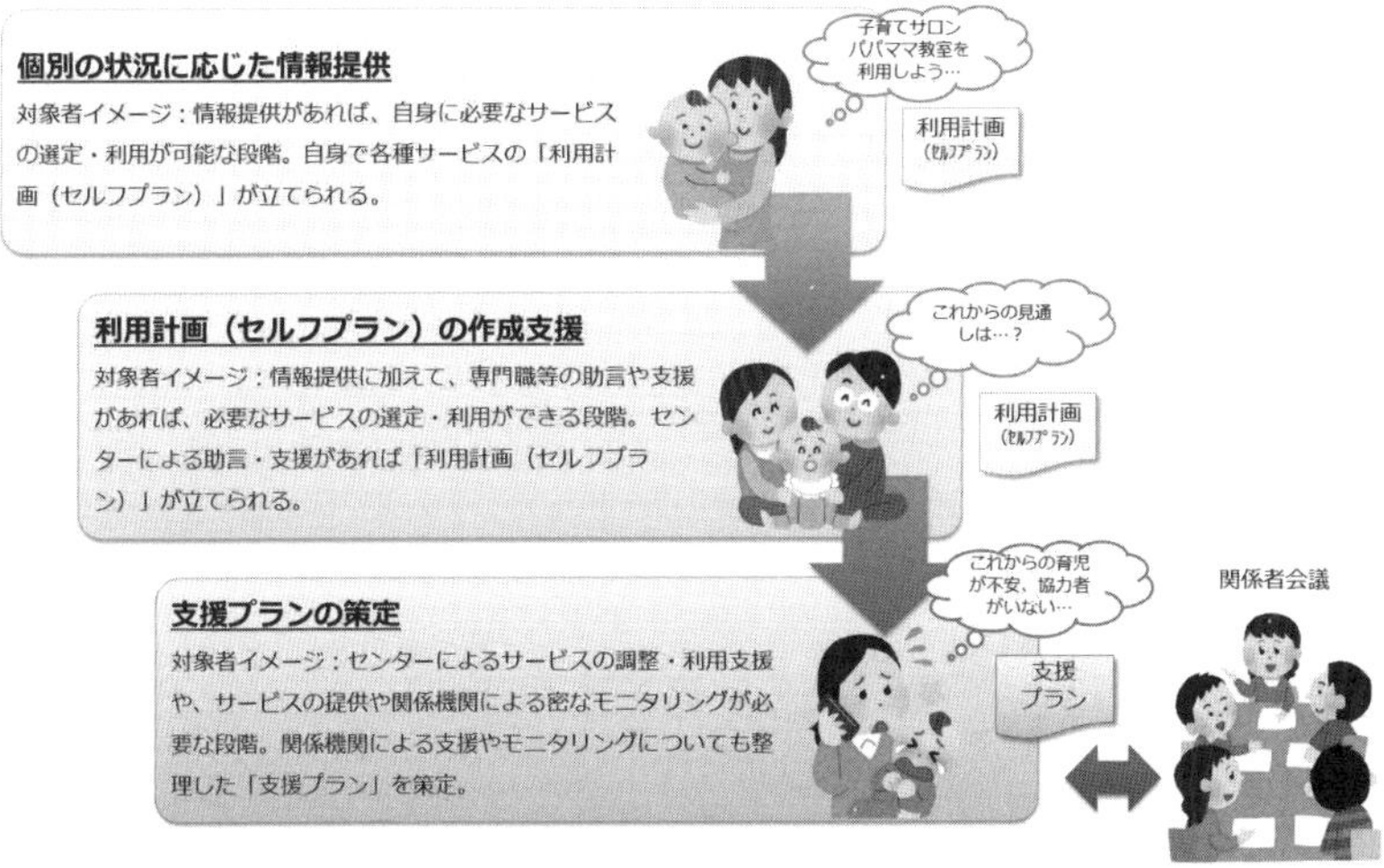

（2）支援プランの対象者について

- 支援プランは、関係機関の密接な連携の下で、より手厚い支援や継続的な支援、関係者の調整等が必要と判断される妊産婦や乳幼児、保護者や家庭等を対象として作成する。支援プランの策定が必要と判断とする基準については、あらかじめ関係機関等とともに検討、共有しておくことが望ましい。

- なお、市区町村子ども家庭総合支援拠点や要保護児童対策地域協議会の対象になり得るとセンターで判断した場合には、担当の関係者・関係機関につないで支援方針を検討する。このアセスメントを適切に行うためにも、支援の必要性を担当者間で共有・検討できる場を設ける。

【支援プランの策定が必要と考えられる例】

- 妊産婦の例
  - 心身の不調や病気、障害などのために、自身でサービス等の利用計画の作成が難しい場合
  - 妊娠や育児への不安があり、サービスの提供を通じてより密なモニタリングが必要と判断される場合
  - 転入者であったり、里帰り出産をしたことで地域との関わりが薄く、地域の活用可能な資源やコミュニティの橋渡しが必要な場合
  - 日本語を母語としない妊産婦である場合　等
- 乳幼児の例
  - 児の成長・発達が気になる場合
  - 他機関からの支援要請がある場合　等
- 配偶者やパートナー、家庭の例
  - 精神疾患等を有している場合
  - 就業が不安定である場合
  - 日本語を母語としない場合　等

（3）支援プランの内容

- 支援プランでは、妊娠や出産、子育てに関する当面のスケジュールに合わせて、支援対象者にとって必要なサービス等の利用スケジュールを整理するとともに、関係機関と調整し、各関係機関による支援内容やモニタリング、支援プランの見直し時期についても整理しておく。
- 必要に応じて、セルフケアや家庭でのケアなど、支援対象者や家庭での取組等についても記載することが考えられる。
- 支援プランの策定後、想定外の悩みや問題に直面した際にも対応できるよう、支援プランに相談窓口や関係機関、担当者等を明記しておくことも重要である。

（4）支援プランの策定

- 支援プランを策定する際には、支援対象者に参加してもらい、本人の意見を反映するように努める。
- 支援プランの策定に当たっては、関係機関・関係者で構成される関係者会議を開催し、関係機関の役割分担や主担当機関の確認、妊産婦や乳幼児等に関する情報の共有、アセスメント内容の確認や支援の方向性等について検討・調整する。
- 庁内関係課や外部関係者を交えて協議・検討する場合には、既存の会議体を活用することで、既存のネットワークの活用や支援の橋渡しが容易になることも期待される。

【支援プラン作成のための関係者会議の例】

- 定期及び不定期に開催される関係者会議の場で、支援プランの内容について協議する。関係者会議のメンバーについては、支援対象者ごとに、支援に関わる関係者のみに絞って開催することも考えられる。
- 特定妊婦、要支援児童、要保護児童など、市区町村子ども家庭総合支援拠点による支援が必要と考えられるケースについては、速やかに担当者につなぎ、要保護児童対策地域協議会などの場で報告を行い、支援内容と役割分担等を検討する。なお、市区町村子ども家庭総合支援拠点により支援する場合でも、センターとしてその後の経過を把握していくことが求められる。

【関係者会議の参加者の例】

- 所属の例
  - 庁内関係課（母子保健課、子ども・子育て支援課、障害福祉課、学校教育課、家庭児童相談室、地域包括支援センター等）、保健所、市町村保健センター、医療機関、助産所、こども園・幼稚園・保育所、児童館、地域子育て支援拠点事業所、利用者支援事業実施事業所、児童発達支援センター、小学校・特別支援学校、助産施設、児童相談所、その他児童福祉施設、女性相談センター、婦人保護施設、要保護児童対策地域協議会、市区町村子ども家庭総合支援拠点、福祉事務所、教育委員会、地域自立支援協議会　　等
- 職種の例
  - 医師（産科、小児科、精神科等）、歯科医師、保健師、看護師、助産師、ソーシャルワーカー（社会福祉士等）、保育士、管理栄養士・栄養士、歯科衛生士、臨床心理士、教諭　　等

（５）支援プランの評価

- 支援プランの策定後は、支援対象の状況の変化を継続的に把握・評価し、必要に応じて支援プランの見直しや更新を行う。そのため、支援プランの策定時には、支援内容の見直しの時期についても記載することが望ましい。

【支援プランの評価方法の例】

- 月１回開催するケース検討会にて進行状況の確認、評価する。
- 支援対象者やその家庭の状況の変化に応じて随時プランの見直し等を行う。
- 支援対象者やその家庭のごとにモニタリング期間を設定し、評価、見直しを行う。
- 妊婦を対象とした支援の場合は原則、新生児訪問後に見直しを行う。　　等

【資料】

5．保健医療又は福祉の関係機関との連絡調整

（1）連携の重要性

- 妊産婦・乳幼児等への支援に当たり、関係機関と密な連携体制を確保する必要があるが、対象者の支援ニーズや不安、困りごとなどを早期に発見し、問題が生じる前に予防的に関わるためにも、日ごろからの情報共有や連携のためのネットワーク作りが重要である。

- 親子の日常の生活状況や困りごとを把握するためにも、保健所や市町村保健センター、医療機関、民生委員・児童委員、教育委員会、こども園・幼稚園・保育所、児童館、地域子育て支援拠点事業所、利用者支援事業実施事業所等の関係機関との連携確保に努め、支援が必要と考えられる妊産婦や乳幼児等に対しては、所定の方法に基づきセンターへ情報提供を依頼するなどの対応が望まれる。

- センターにおいて、関係機関との情報共有や関係機関による支援が必要と判断した場合には、所定の方法に基づき関係機関へ連絡し、対応を依頼する。複数の機関が関わる場合には、関係者会議等を通じて、ケースの情報共有と役割分担、連携方法等について協議し、支援の進捗管理や調整等の責任を担う担当機関やそれぞれの役割を決める。その後も定期的な会議等を通じて支援の進捗状況を共有し、必要な連絡調整を行う。

- なお、個人情報の保護には十分な配慮が必要であるが、そのことのみを理由として、連携に消極的となるべきではなく、各自治体の個人情報保護条例に基づき、個人情報の保護に配慮した具体的な連携方策を検討することが望まれる。

【関係機関との連絡調整の例】

- ➢ それぞれの拠点で受け付けた相談等は定期的に開催する関係者会議において共有する。
- ➢ 特に支援が必要と思われるケースの場合には、電話等で随時関係者と連絡を取り合う。

（2）市区町村子ども家庭総合支援拠点、要保護児童対策地域協議会との連携等

- センターは全ての妊産婦・乳幼児等に開かれた場であるため、対象者の中には市区町村子ども家庭総合支援拠点や要保護児童対策地域協議会の対象ケースが含まれる場合もある。

- センターは市区町村子ども家庭総合支援拠点や要保護児童対策地域協議会の対象ケースとする状態像を確認し、対象ケースやその疑いがある妊産婦・乳幼児等を把握した場合の連携方法について明確にしておく。

- センターが収集した情報により市区町村子ども家庭総合支援拠点や要保護児童対策地域協議会の対象ケースになると判断される妊産婦・乳幼児等を把握した場合は、速やかに担当者へつなぐなど、関係者との必要な連絡調整を行うとともに、関係者会議等を通じてその後の経過を把握する。

- 市区町村子ども家庭総合支援拠点は、特定妊婦等を対象とした相談支援等を行う役割も担っているため、子育て支援施策と母子保健施策との連携、調整を図り、より効果的な支援につなげるために、市区町村子ども家庭総合支援拠点と子育て世代包括支援センターの２つの機能を担い、一体的に支援を実施することが求められる。

第５　事業評価の視点

- センターの運営に当たっては、関連する各種計画や施策との整合性を図りながら目標を設定し、定期的に評価することで、より効果的な支援に向けて運営方法を見直していくことが望ましい。また、評価の際には、利用者の声や満足度を反映することが望ましい。

- 評価指標には次のようなものが挙げられる。

図表 15　子育て世代包括支援センターの事業評価の指標（例）

指標の種類	指標の例
ストラクチャー（構造）指標 ：センター業務の仕組みや体制を評価するもの	○ 保健師○人、ソーシャルワーカー（社会福祉士等）○人、XX を○人配置している ○ 職員に対する研修を行っている ○ 庁内関係課との情報共有・支援の検討のための会議体を設置している ○ 関係機関との情報共有・支援の検討のための連絡会を設置している ○ 関係機関との連絡方法や連絡調整のための様式を策定している ○ 関係機関間の役割分担を明確にしている　等
プロセス（過程）指標 ：センターの目的や目標達成のための過程（手順）や活動状況を評価するもの	○ 地域住民におけるセンターの認知度が○%である ○ センターにおける相談・情報提供の記録を作成・保存している ○ 妊産婦や乳幼児等の情報を支援台帳で管理・更新している ○ 庁内関係課との情報共有・支援の検討のための会議を開催している ○ 関係機関との情報共有・支援の検討のための連絡会を開催している ○ 支援プランの内容を関係機関と共有している　等
アウトプット（事業実施量）指標 ：センターの目的や目標の達成のために行われる業務や事業の結果を評価するもの	○ 妊産婦や乳幼児等のうち継続的に状況を把握できている割合 ○ 相談・助言、情報提供を行った件数 ○ 妊娠届出時にアンケートや面談を実施するなどして妊産婦や保護者の身体的、精神的、社会的状況について把握した者の割合 ○ 妊産婦のうち支援プランを策定した割合 ○ 支援が必要な妊産婦のうち関係機関に対応を依頼した割合　等
アウトカム（結果）指標 ：センターの目的や目標の達成度、成果の数値目標を評価するもの	○ 安心して妊娠・出産・子育てができると思う者の割合 ○ 地域で子育てしたいと思う者の割合 ○ センターにおける支援への満足度 ○ 支援プランを策定した支援対象者のうち、問題が解決した人数 ○ 未就学児における児童虐待対応件数（０歳児、３歳児未満、３歳児以上別）　等

【事業評価方法の例】

- 子ども子育て支援計画の中に事業計画を位置付け、目標の設定・評価を行う。
- 事業の進捗状況や実施結果は関係機関とも共有し、得た意見は事業計画の見直しに反映する。
- 評価指標には利用者からの満足度や評価を盛り込み、利用者目線の支援に活用する。

第６　参考資料（様式例）

１．支援台帳の例

支援台帳

【母親】

ID	氏名	生年 月日	年齢	居住 地区	連絡先	妊娠届出日 手帳交付日	分娩 予定日	出産予定 機関	婚姻 状況	家族構成	初回面談日 ・接触日	支援プラン の有無	担当 保健師	子ども ID	備考
1	○○○	○/○/ ○	○歳	○地区	○○○	○/○/○ ○/○/○	○/○/○	○○助産院	□婚姻 □未婚	□夫・パートナー □子ども □親 □その他	○/○/○	□有　□無	○○○	XX	○/○/○ 更新
2															

紐づけのためのID

【子ども】

ID	氏名	生年 月日	年齢 月齢	分娩 予定日	出生機関	初回面談日 ・接触日	支援プラン の有無	支援理由	担当 保健師	母親 ID	備考
1	○○○	○/○/○	○歳	○/○/○	○○助産院	○/○/○	□有　□無		○○○	XX	○/○/○ 更新
2											

→詳しい経過等の情報は別途個人記録として記録・保管。(次項参照)

2．個別の妊産婦や乳幼児等に関する記録（個人記録）の例

①個人記録：妊娠中

母親ID：＿＿＿＿＿＿＿＿		作成日	○年○月○日（担当：○○）
妊婦氏名		更新日	○年○月○日（担当：○○）
出生年月日		里帰出産	
分娩予定日		婚姻状況	
住所・連絡先		家族構成	

	妊娠届出時	妊娠中（○/○/○）	・・・	
妊娠・出産・子育てに関する今後の予定	※子育てのイメージ・見通し	経過に応じて情報を蓄積		
気になること 希望すること	※妊娠や出産についての本人の気持ち・周囲の反応			
妊娠の経過 出産歴	※妊娠週数、異常の有無 ※早産・流産等の経験の有無			
現病歴・既往歴	※通院・治療等の有無			
身体的・精神的状態	※心身の不調			
就業状況 職場の状況	※就業の有無（夫・ﾊﾟｰﾄﾅｰ） ※本人が就業している場合、職場の理解・サポートの状況			
生活習慣	※飲酒、肥満の有無 ※喫煙の有無（本人と夫・ﾊﾟｰﾄﾅｰ）			
世帯の経済状況	※経済的な問題の有無			
周囲の状況と家族関係	※夫･パートナー、親、知人･友人のサポートの有無 ※相談相手の有無 ※夫婦、きょうだい関係			

母子保健事業 子育て支援事業の 利用状況	※各種事業、サポートの利用状況			
支援プラン 作成の有無	※支援プランの策定の有無 ※作成している場合は作成理由、作成日、見直し時期			
関係機関への引継ぎ 関係機関からの連絡	※関係機関との連絡・調整状況			
備考				

【資料】

個人記録②：出産後

母親ID：＿＿＿＿　子どもID：＿＿＿＿		作成日	○年○月○日（担当：○○）
産婦氏名		更新日	○年○月○日（担当：○○）
児　氏名		里帰出産	
出産年月日		婚姻状況	
住所・連絡先		家族構成	

	出生届出時	新生児訪問時（○/○/○）	・・・	
子育てに関する今後の予定	※子育てのイメージ・見通し	経過に応じて情報を蓄積		
気になること 希望すること	※子育てについての本人の気持ち・周囲の反応			
出産時の異常の有無	※出産時の異常の有無			
母親の現病歴				
母親の状況	※心身の不調			
児の状況	※低体重児かどうか、入院の必要性等 ※発達・発育の状況			
就業状況 職場の状況	※就業の有無（夫・パートナー） ※本人が就業している場合、職場の理解・サポートの状況			
生活習慣	※飲酒、肥満の有無 ※喫煙の有無（本人と夫・パートナー）			
世帯の経済状況	※経済的な問題の有無			
周囲の状況と家族関係	※夫・パートナー、親、知人・友人のサポートの有無 ※相談相手の有無 ※夫婦、きょうだい関係			
育児の状況	※育児不安、負担感、育てづらさ ※家庭の養育力等			

母子保健事業 子育て支援事業の 利用状況	※各種事業、サポートの利用状況			
支援プラン 作成の有無	※支援プランの策定の有無 ※作成している場合は作成理由、作成日、見直し時期			
関係機関への引継ぎ 関係機関からの連絡	※関係機関との連絡・調整状況			
備考				

【資料】

３．利用計画（セルフプラン）の例

利用計画（妊娠～出産の例）

（利用者名）様

母親 ID：＿＿＿＿＿＿

作成日：○年○月○日

<table>
<tr><td rowspan="2">現在の状況</td><td colspan="2" rowspan="2">□妊娠中（妊娠　　週）
出生予定日：＿＿＿＿＿＿</td><td>お仕事</td><td>□有り（□休業　□退職）
□無し</td></tr>
<tr><td>里帰出産</td><td>□有り　　□無し</td></tr>
<tr><td>妊娠・出産・子育てに関する今後の予定</td><td colspan="4"></td></tr>
<tr><td>気になること
希望すること</td><td colspan="4"></td></tr>
<tr><td></td><td>妊娠１～４か月</td><td colspan="2">５～７か月</td><td>８～１０か月</td></tr>
<tr><td>ご自身でできること</td><td>□禁酒・禁煙
□出産病院を決める
□里帰り出産の場合は帰省先の病院等に分娩を予約
□出産予定を職場に伝え、休業等の調整、手続を行う
・・・</td><td colspan="3">□禁酒・禁煙
□妊婦健診
□入院時の準備物品の用意
□ベビー用品の準備
□妊婦教室の受講
□家族と緊急連絡先、産前産後の過ごし方の確認
□地域の子育て支援センターやファミリーサポート、生活支援サービスについて確認
□出産予定を職場に伝え、休業等の調整、手続を行う
□・・・</td></tr>
<tr><td>ご家族ができること</td><td>□禁煙・・・</td><td colspan="3">□禁煙
□家族と緊急連絡先、産前産後の過ごし方の確認
□・・・</td></tr>
</table>

今後利用するサポート・事業	両親教室（○月、○月） 電話相談 妊婦健診（14回） 地域子育て支援拠点 子育て世代包括支援センターでの定期面談（○月、○月、○月）・・・
関係機関担当者	○○○（連絡先：XXXXXX）

次回計画見直し時期：○年○月○日（予定）

担当：○○子育て世代包括支援センター　○○○○

連絡先：○○○○

切れ目のない支援のため、関係機関と計画内容を共有することについて同意します。
（本人署名）　　　　　　　　　　　　（日付）　　年　　月　　日

【資料】

利用計画（出産〜子育ての例）

（利用者名）様

母親 ID：＿＿＿＿＿＿

作成日：○年○月○日

<table>
<tr><td rowspan="2">現在の状況</td><td rowspan="2">□児の出生（予定）日：＿＿＿＿＿＿
□出産機関名：＿＿＿＿＿＿</td><td>お仕事</td><td>□有り（□休業　□退職）
□無し</td></tr>
<tr><td>里帰出産</td><td>□有り　□無し</td></tr>
<tr><td>出産・子育てに関する今後の予定</td><td colspan="3"></td></tr>
<tr><td>気になること
希望すること</td><td colspan="3"></td></tr>
<tr><td></td><td>産後１か月</td><td>２〜３か月</td><td>４か月</td></tr>
<tr><td>ご自身でできること</td><td>□禁酒・禁煙
□出生届
□健康保険加入
□出産育児一時金の申請
□子ども医療費助成の申請
□児童手当の申請
□産後１か月健診
□産後休業（産後８週間）
□育児休業給付金の申請・・・</td><td>□禁酒・禁煙
□予防接種
□・・・
□育児休業
□・・・</td><td>□禁酒・禁煙
□予防接種
□４か月健診
□育児休業
□こども園入所手続
□・・・</td></tr>
<tr><td>ご家族ができること</td><td>□禁煙
□育児・家事分担
□育児休業・・・</td><td>□禁煙
□・・・</td><td>□禁煙
□・・・</td></tr>
</table>

今後利用する サポート・事業	新生児訪問（〇月） こんにちは赤ちゃん訪問 母乳育児相談 産前・産後サポート事業 産後ケア事業 子育てひろば・児童館 一時預かり事業　・・・	□・・・
関係機関 担当者	〇〇〇（連絡先：XXXXXX）	

次回計画見直し時期：〇年〇月〇日（予定）

担当：〇〇子育て世代包括支援センター　〇〇〇〇

連絡先：〇〇〇〇

切れ目のない支援のため、関係機関と計画内容を共有することについて同意します。
（本人署名）　　　　　　　　　　　　　　（日付）　　　年　　　月　　　日

【資料】

1週間の利用計画

月	火	水	木	金	土	日

今後3か月の予定

1か月	2か月	3か月

４．支援プランの例

支援プラン（妊娠〜出産の例）

（利用者名）様

母親 ID：＿＿＿＿＿＿

作成日：○年○月○日

<table>
<tr><td rowspan="2">現在の状況</td><td>□妊娠中（妊娠　　週）
出生予定日：＿＿＿＿＿＿</td><td>お仕事</td><td>□有り（□休業□退職）
□無し</td></tr>
<tr><td></td><td>里帰出産</td><td>□有り　　　□無し</td></tr>
<tr><td>妊娠・出産・子育てに関する今後の予定</td><td colspan="3"></td></tr>
<tr><td>気になること
希望すること</td><td colspan="3"></td></tr>
<tr><td>対象時期</td><td colspan="3">□妊娠初期　□妊娠中期　□妊娠後期　□出産前後</td></tr>
<tr><td></td><td>妊娠１〜４か月</td><td>５〜７か月</td><td>８〜１０か月</td></tr>
<tr><td>ご自身で
できること</td><td colspan="3" rowspan="3">※利用計画に準じる</td></tr>
<tr><td>ご家族が
できること</td></tr>
<tr><td>今後利用する
サポート・事業</td></tr>
</table>

【資料】

関係機関 担当者	□電話相談（○月） □面談（○月） □保健師訪問（○月） □XXX	□電話相談（○月、○月、○月） □面談（○月○日） □保健師訪問（○月、○月、○月） □XXX

次回プラン見直し時期：○年○月○日（予定）

担当：○○子育て世代包括支援センター　○○○○

連絡先：○○○○

切れ目のない支援のため、関係機関とプラン内容を共有することについて同意します。

（本人署名）　　　　　　　　　　　（日付）　　年　　月　　日

支援プラン（出産～子育ての例）

（利用者名）様

母親ID：＿＿＿＿＿＿

作成日：○年○月○日

<table>
<tr><td rowspan="2">現在の状況</td><td colspan="2" rowspan="2">□児の出生（予定）日：＿＿＿＿＿
□出産機関名：＿＿＿＿＿</td><td>お仕事</td><td>□有り（□休業□退職）
□無し</td></tr>
<tr><td>里帰出産</td><td>□有り　　□無し</td></tr>
<tr><td>出産・子育てに関する今後の予定</td><td colspan="4"></td></tr>
<tr><td>気になること
希望すること</td><td colspan="4"></td></tr>
<tr><td>対象時期</td><td colspan="4">□妊娠初期　□妊娠中期　□妊娠後期　□出産前後
□子育て期（産後○～○か月）</td></tr>
<tr><td></td><td>産後１か月</td><td>２～３か月</td><td colspan="2">４か月</td></tr>
<tr><td>ご自身で
できること</td><td colspan="4" rowspan="3">※利用計画に準じる</td></tr>
<tr><td>ご家族が
できること</td></tr>
<tr><td>今後利用する
サポート・事業</td></tr>
</table>

【資料】

関係機関・ 支援機関による サポート	担当：○○○○ □電話相談（○月○日） □面談（○月○日） □保健師訪問（○月○日） □XXX	担当：○○○○ □電話相談（月○回） □面談（○月○日） □保健師訪問（○月○日） □XXX	担当：○○○○ □電話相談（月○回） □面談（○月○日） □保健師訪問(○月○日) □XXX

次回プラン見直し時期：○年○月○日（予定）

担当：○○子育て世代包括支援センター　○○○○

連絡先：○○○○

切れ目のない支援のため、関係機関とプラン内容を共有することについて同意します。
（本人署名）　　　　　　　　　　　　　（日付）　　　年　　　月　　日

5．関係機関との連絡様式の例

連絡票

○年○月○日

所　属：	
担　当：	
連絡先：	

所　属：	
担　当：	
連絡先：	

<table>
<tr><td>対応日時</td><td>○年○月○日</td><td>対応者</td><td></td></tr>
<tr><td rowspan="2">利用者氏名</td><td>親：</td><td rowspan="2">生年月日</td><td>親：　（　　歳）</td></tr>
<tr><td>児：</td><td>児：　（　　か月）</td></tr>
<tr><td>住所・地区</td><td></td><td>連絡先</td><td>（電話）</td></tr>
<tr><td>相談者</td><td colspan="3">□本人（母親）
□本人以外 →
□親族（児との続柄　　　　）
□小児科・産婦人科・その他医療機関（　　　　）
□保育園・幼稚園・学校・庁内関係課（　　　　）
□その他（　　　　）</td></tr>
<tr><td>対応種別</td><td colspan="3">□面談　□電話　□メール・FAX</td></tr>
<tr><td>相談内容</td><td colspan="3">□育児不安
□発育・発達に関する相談
□経済面に関する相談
□仕事に関する相談
□家族との関係に関する相談
□医療的ケアが必要な児に関する相談
□心身の不調・疾患を有する保護者への支援
□外国籍・異文化の背景を持つ保護者に対する支援
□その他（　　　　）</td></tr>
<tr><td>具体的な内容</td><td colspan="3"></td></tr>
</table>

【資料】

対応方針	
関係機関への 引継ぎ・ 依頼事項	

産前・産後サポート事業ガイドライン
産後ケア事業ガイドライン

令和２年８月

【資料】

目　次

本ガイドラインの位置付け

※厚生労働省の資料を基に注釈をつけています。

【本ガイドラインの位置づけ】

本ガイドラインは、３つの研究班（主担当研究班：公益社団法人 母子保健推進会議、分担研究班：公益社団法人 日本産婦人科医会、公益社団法人 日本助産師会からなる平成28年度子ども・子育て支援推進調査研究事業「産前・産後支援のあり方に関する調査研究」において、有識者や自治体職員等をメンバーとした検討会での議論やそれぞれの研究班での調査研究報告等を母子保健推進会議においてガイドライン試案として取りまとめ、その後に実施されたパブリックコメントに寄せられた意見等を参考に作成したものを平成29年８月に公表し自治体等で活用されてきた。

令和元年12月１日に成育過程にある者及びその保護者並びに妊産婦に対し必要な成育医療等を切れ目なく提供するための施策の総合的な推進に関する法律（平成30年法律第104号）が施行され、医療・保健・教育・福祉などが連携して子どもたちの健やかな成育を切れ目なく、社会全体で支える環境の整備が求められている。

また、今般、令和元年12月６日に公布された母子保健法の一部を改正する法律（令和元年法律第69号。以下「改正法」という。）において、出産後１年を超えない女子及び乳児に対する産後ケア事業の実施が市町村（特別区を含む。以下同じ。）の努力義務として法定化され、第４次少子化社会対策大綱（令和２年５月29日閣議決定）において、改正法を踏まえ、産後ケア事業については令和６年度末までの全国展開を目指すこととされている。

現在、全国各地の市町村の関係部署や地域の関係機関において、その連携・協力の下、各地域の強みや特性を踏まえた柔軟な対応が行われ、様々な取組事例の蓄積がなされてきたところであるが、第４次少子化対策大綱に基づく産後ケア事業の全国展開等を推進し、妊娠期から子育て期にわたる切れ目のない支援体制の更なる充実を図るため、今般、本ガイドラインの改定案をとりまとめた。

こうした取組により、どの市町村に住んでいても、母子保健事業や保健・医療・福祉・教育等の関係機関の連携によって効果的な運営がなされ、妊産婦や乳幼児等が安心して健康な生活ができるよう、利用者目線に立った一貫性・整合性のある支援の実現が期待されるものである。

【資料】

Ⅰ　はじめに

近年は核家族化し、自分の親等の親族から距離的に離れたところで妊娠・出産することがまれではなくなっている。さらに、社会心理的背景から親と子の関係に様々な事情を抱え、親を頼れない妊産婦が少なからずいる。妊娠・出産・子育てを家庭のみに任せるのではなく、生活している地域で様々な関係機関や人が支援し、孤立を防ぐことが重要である。

我が国では母子健康手帳の交付を行い、妊娠中の母親学級、妊婦家庭訪問、妊婦健康診査、産婦健康診査、産婦訪問、新生児訪問、未熟児訪問、乳幼児健康診査など多様な母子保健事業が行われてきた。これらに加えて平成 21 年度からは、児童福祉法による乳児家庭全戸訪問(※)が開始された。さらに、妊産婦等の不安や負担軽減のため、妊娠期から子育て期にわたる切れ目のない支援を行う事業として、平成 26 年度に妊娠・出産包括支援モデル事業が開始され、平成 27 年度からは妊娠・出産包括支援事業として本格的に実施されてきた。

これらの事業により母子に対するきめ細かな支援が実施されるようになったが、利用者の立場から、関係機関の間で、より切れ目のない連携が必要であるとして、平成 29 年 4 月に改正母子保健法の施行により「子育て世代包括支援センター（法律上の名称は「母子健康包括支援センター」）」の設置が市町村の努力義務として法定化された。さらに、「ニッポン一億総活躍プラン」（平成 28 年 6 月 2 日閣議決定）においては、令和 2 年度末（2020 年度末）までの全国展開を目指すとされている。子育て世代包括支援センターは、妊娠期から子育て期にわたる様々なニーズに対して総合的相談支援を提供するワンストップ拠点であり、地域の様々な関係機関と情報を共有しネットワークを構築する。

今般、令和元年 12 月 6 日に公布された改正法による産後ケア事業の法定化に伴い、産後ケア事業の実施に当たっては、子育て世代包括支援センターその他の関係機関との必要な連絡調整、母子保健や福祉に関する事業との連携を図ることにより、支援の一体的な実施その他の措置を講ずることも努力義務として定められ、子育て世代包括支援センターの更なる機能強化が求められている。

※　市区町村単位で、保健師や助産師などの専門資格を持つ職員やそれに準じるスタッフが、生後 4 ヶ月までの乳児のいる全ての家庭を訪問する活動。子育てに関する母親やその家族の不安や悩みをヒアリングして適切なアドバイスを行う目的をはじめ、市区町村で実施されている子育て支援に関する情報提供を行い、必要なサービスの提案などを行う。

母子保健事業、子育て世代包括支援センター、妊娠・出産包括支援事業（産前・産後サポート事業及び産後ケア事業）を利用する者を、図１に示す。

母子保健事業については、事業内容によっては、思春期、更年期も対象とすることから、その対象者は、子育て世代包括支援センターよりも幅広い。

子育て世代包括支援センターには、地域生活者の祖父母、自治会、子育てサークル等の子育て支援を行うものが関わることになる。

産前・産後サポート事業は、子育て世代包括支援センターの利用者で、身近に相談できる者がいないなど、支援を受けることが適当と判断された妊産婦等が対象であり、産後ケア事業は、心身の不調又は育児不安がある者、その他、特に支援が必要と認められる者が対象となる。

＜図１＞地域生活者と母子保健事業、子育て世代包括支援センターと
産前・産後 サポート事業、産後ケア事業の利用者

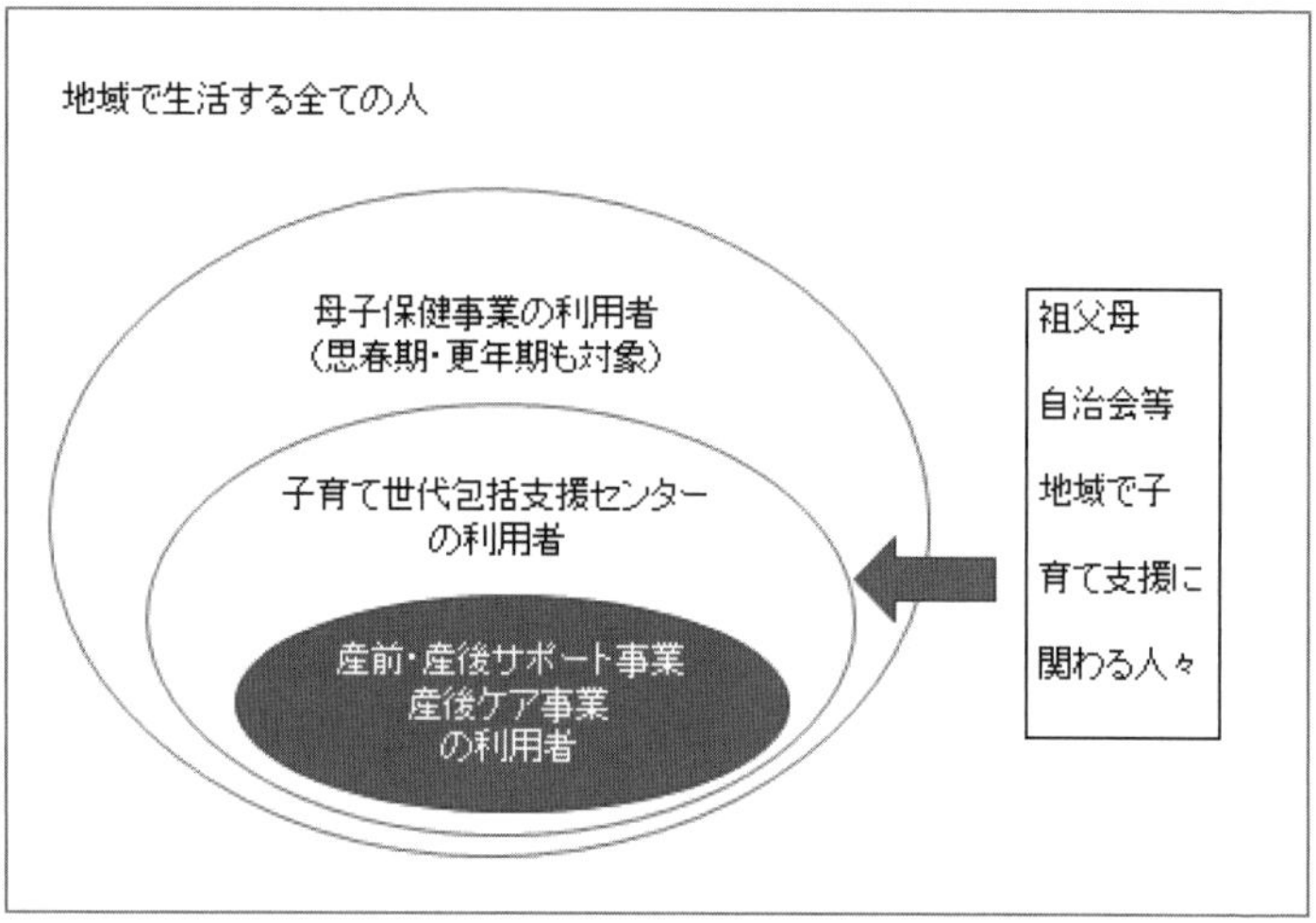

Ⅱ　産前・産後サポート事業

1　事業の目的

妊娠・出産、子育てに関する悩み等に対して、母子保健推進員、愛育班員等の母子に係る地域の人的資源や、研修を受けた子育て経験者・シニア世代の者、保健師、助産師、保育士等の専門職等が、不安や悩みを傾聴し、相談支援（寄り添い）を行う。ただし、本事業における「相談、支援」は、妊産婦及び妊産婦の育児を尊重するとともに、不安や生活上の困りごと等を軽減すること（家事支援は除く。）を目的としており、原則として専門的知識やケアを要する相談、支援は除く。

あわせて、地域の親同士の仲間づくりを促し（交流支援）、妊産婦及びその家族が家庭や地域における孤立感を軽減し（孤立感の解消）、安心して妊娠期を過ごし、育児に臨めるようサポートすることを目的とする。

2　実施主体

市町村

なお、本事業の趣旨を理解し、適切な実施が期待できる団体等に事業の全部又は一部を委託することができる。

3　対象者及び対象者の把握

(1)　対象者

妊産婦及びその家族のうち、下記①～③を基に、市町村の担当者がアセスメントし、対象者（以下「利用者」という。）を決定する。

① 妊娠・出産・育児に不安を抱えていたり、身近に相談できる者がいないなど、相談支援や交流支援、孤立感の軽減・解消が必要である者
② 多胎、若年妊婦、特定妊婦、障害児又は病児を抱える妊産婦及びその家族で社会的な支援が必要である者
③ 地域の保健・医療・福祉・教育機関等の情報から支援が必要と認める者

(2)　対象者の把握

利用者の把握は、母子健康手帳の交付、妊婦健康診査、妊婦訪問、産婦健康診査、産婦訪問、新生児訪問、乳幼児健康診査等の母子保健事業又は本人・家族による申請を通じて把握する。

なお、日常生活や外出に困難を伴う家庭については、本事業の利用の意思確認や利用に際しての申請は、妊娠の届出時や新生児訪問等の際に受け付けるなど、その状況に配慮した柔軟な対応を可能とすること。特に、多胎児家庭の場合は配慮すること。

また、他の関係部署からの情報、医療機関等からの情報も得られると、より的確に利用者を把握することができると考えられる。

4　対象時期

妊娠中から出産後の母親及びその家族の身体的安定・心理的安定のための相談、支援、仲間づくりをする事業であることから、妊娠初期（母子健康手帳交付時等）から産後１年頃までの時期が目安となるが、親子の状況、地域におけるニーズや社会的資源等の状況を踏まえ、市町村において対象時期を設定する。

5　実施担当者

① 母子保健推進員、愛育班員、主任児童委員、民生委員、NPO法人等地域の者
② 事業の趣旨・内容を理解した子育て経験者やシニア世代の者
③ 保健師、助産師、看護師
④ 育児等に関しての知識を有する者（保育士、管理栄養士等）
⑤ 心理に関しての知識を有する者

6　事業の種類

利用者の家庭を訪問するアウトリーチ（パートナー）型、保健センター等実施場所に来所させ行うデイサービス（参加）型がある。デイサービス（参加）型には、集団（複数の妊婦又は親子）で相談やグループワーク等を行う集団型と一人ずつ相談等を行う個別型があり、集団型と個別型を組み合わせて行うことも考えられる。また、本事業実施担当者の募集、養成についても、本事業に含まれる。

7　実施の方法

(1) アウトリーチ（パートナー）型

(1)―１　訪問

ア　事業内容

利用者に事前に訪問の趣旨を伝え、日時を調整し、居宅を訪問する。事前に相談内容が分かっている場合は、その内容に適した者が行くことが望ましい。相談の内容によって、専門的な指導又はケアの必要がある場合は「産後ケア事業」を紹介することが望ましい。本事業においては、傾聴等による不安の軽減、育児の手技の確認、地域の母子保健、子育て支援に係る情報の提供等を行う。また、訪問の際には、必ず市町村が発行する身分証明書（※）を携行する。

※　身分証明書は本事業の実施者であることを示すものであり、職種を明示することが望ましい。なお、市町村において同様のものがある場合は、それに替えることも可能である。

本事業は、「産後ケア事業」とは異なり保健指導やケアを行うことを目的とした事業ではなく、寄り添い相談に乗り、孤立感や育児の不安を軽減すること等を目的としているため、基本的に利用料は徴収しないこととしているが、市町村の判断で徴収することは差し支えない。

イ　実施場所

利用者の居宅

ウ　留意事項

① 保健師等の看護職でない者が担当した際に、医療・保健に係る専門的な知識を要する質問を受けた場合は、その場で回答せず、訪問後速やかに担当保健師等に報告し、対応を依頼する。

② 母子保健事業による家庭訪問は、保健師等の専門職による親子の心身の疾病予防等を目的としているが、本事業は不安や悩みの傾聴、困りごと等の相談対応、仲間づくりを目的としているため、利用者は専門的なケアを必要とする状況ではないことを前提とする。両事業を理解し、連携した支援を行う。

(1)－２　電話相談

時間のない妊婦や産後間もない親及びその家族にとって、出向かず、気軽に電話で相談できることは有用である。ただし、当該市町村の住民であることを確認することは必要である。相談の内容によっては、その他の実施方法による産前・産後サポート事業や、産後ケア事業、母子保健事業、子育て支援事業へ対応を引き継ぐ。

(1)－３　メールによる相談

当該の市町村の住民であることが確認できれば、メールでの相談も行うことができる。ただし、双方向的な相談に限るものとし、一方的、画一的な情報発信は本事業には該当しない。

(2) デイサービス（参加）型

(2)―１　個別型

ア　事業内容

保健センター等において、個別に妊産婦及びその家族の相談に乗る。集団型と組み合わせ、集団型の合間又は終了後に、個別に相談を受けることも可能である。ただし、相談対応については、寄り添うことを意識し、不安や悩みを傾聴したり、育児の確認をしたりする中で、地域の母子保健や子育て支援に係る情報提供等に留め、時間も短時間で済ませるものとする。時間をかける必要がある場合は、産後ケア事業、母子保健事業又は子育て支援事業へ対応を引き継ぐ。

イ　実施場所

保健センター、子育て支援センター、公民館、コミュニティセンター等

（和室又は洋室の場合はフロアマットを敷く等、新生児及び乳児を同伴することを前提とした安全性と利便性を確保した工夫を行う。また、パーテーションを設置する等、利用者が落ち着いて相談できるように配慮することが望ましい。）

ウ　留意事項

①　看護でない者が担当した際に、医療・保健に係る専門的な知識を要する質問を受けた場合には、その場で回答せず、実施後速やかに担当保健師等に報告し、対応を依頼する。

②　新生児及び乳児の兄姉など、動き回る年齢の子どもがいるときは、特に安全には十分留意する。

③　利用者がおやつ等の飲食物を持参している場合には、食品の衛生管理に留意する。

(2)—2　集団型

ア　事業内容

妊婦及び月齢の近い児を持つ母親及び家族が集まり、事業実施者が母親及びその家族からの不安や悩みを傾聴し、相談に乗る。集団型では特に、仲間づくりも目的とし、利用者が互いに話し掛けやすくなるよう、グループワークや全員で行う親子遊びなどを用意しておくとよい。

また、気楽に母子保健、子育てに関する事項について学べるよう、保健師等の専門職による短時間の講話、絵本の読み聞かせの体験等を取り入れるなど、利用者が「また参加し、交流を深めたい」と思うような内容を取り入れる等の工夫をすることが望ましい。

ただし、母親学級、両親学級等での保健指導を目的とした健康教育は、本事業には該当しない。また、利用者は、当日予約なく参加することも可能だが、当日の利用者名簿は整備する必要がある。

イ　実施場所

保健センター、子育て支援センター、公民館、コミュニティセンター等

（和室又は洋室の場合はフロアマットを敷く等、新生児及び乳児を同伴することを前提とした安全性と利便性を確保した工夫を行う。）

ウ　留意事項

①　保健師等の専門職が講話や相談を行っている場合、待っている親たちの話を傾聴すること、兄姉の託児等は非専門職が担当するなど、様々な職種、立場の担当者が協力して実施することで効果的に行うことができる。

②　新生児及び乳児の兄姉など、動き回る年齢の子どもがいるときは、特に安全には十分留意する。

③　利用者がおやつ等飲食物を持参している場合、食品の衛生管理に留意する。

8　留意すべき点

【資料】

① 安全面、衛生面には十分配慮する。賠償責任保険に加入することが望ましい。

② 業務の性質上、非常に繊細で機微な個人情報を扱うため、連携する他機関との間においても慎重な情報の取扱いが求められる。収集した個人情報は市町村の個人情報保護条例に基づき適切に取り扱う。個人情報の取扱いには十分留意する。

③ 実施に当たっては、実施機関、担当者によって相違が生じることがないよう、市町村でマニュアルを作成する。

④ 利用者ごとに支援台帳を作成し、必要な情報を関係者間で共有する。

⑤ 事業の円滑な実施を図るため、関係機関との連携体制を十分に整備する。

⑥ アウトリーチ型の場合は特に、身分証明書を携行する。

⑦ 事業実施に当たり、事故時の報告・連絡・相談のルート、災害時の対応等、必要な事項をあらかじめ取り決めておく。

9 実施者の募集・研修

⑴ 実施担当者の募集・養成

本事業では、事業実施担当者の募集、養成も行うこととしている。本事業は、専門的な保健指導、ケアを行うことを目的としていないため、母子保健に係る地域の人的資源（母子保健推進員、愛育班員等）の活用はもとより、子育て経験者やシニア世代の方を募集し、研修を行った上で、実施担当者として本事業への参画を求めていく。また、家庭訪問や子育て支援を行うＮＰＯ法人等の民間団体についても同様に、市町村が実施する本事業の趣旨・内容についての研修を受講してもらう等、市町村が適当と認めれば実施担当者として養成し活用することが考えられる。

⑵ 実施担当者に対する研修

本事業の実施担当者は、専門職（助産師、保健師、看護師、管理栄養士、保育士等）を含め全ての者が研修を受講する必要がある。

本事業の実施に当たり最も重要なことは、身体的・心理的にストレスを抱えている利用者に寄り添い、支援することである。実施担当者は、事業の趣旨、内容とともに、利用者に寄り添い、支援することについての理論と技術を習得する必要がある。また研修を修了し実施担当者となった後も、現任研修として定期的に学ぶことが望ましい。なお、「産後ケア事業」についての実施担当者の研修内容のうち、事業の内容についての項目以外は同様に活用することができる。

10 事業の周知方法

利用者及びその家族に対し、事業の内容だけでなく趣旨について十分に伝わるよう周知することが求められる。加えて、家族の理解とサポートを得ることも必要である。

⑴ チラシ・リーフレットの作成、配布

事業の趣旨及び内容を記載したチラシ・リーフレット等を作成し、母子健康手帳の交付、妊婦訪問及び両親学級等のタイミングに合わせて配布する。

また、事業の趣旨及び内容だけでなく、利用者の声等をチラシ・リーフレット等に記載することも有効である。資料の一部として配布するだけでなく、市町村の担当者が説明を加えると理解されやすい。加えて、妊婦健康診査、産婦健康診査を実施している病院、診療所、助産所にも協力を依頼し、特に必要と思われる方には、勧めてもらう。

(2) 市町村のホームページ

ホームページは住民が閲覧しやすく、また、写真や動画も容易に掲載できるため、より具体的に広報することができることから、住民の理解を得られやすい。ただし、個人が被写体となる場合は肖像権に配慮し、事前に了解を得ることが必要である。

(3) その他

広報誌への掲載、広報用アプリ(※)の活用等、市町村で広報に使用できるものを重層的に活用し、利用者に確実に分かりやすく伝えられるよう努める。

※　目的にあった作業をする応用ソフトウェア

11　事業の評価

事業の継続・拡充、質の担保のためには、定期的に評価し、より効果的な支援に向けて運営方法を見直していくことが望ましい。評価の際には、利用者の声や満足度を反映することが望ましい。

(1) 事業内容の評価方法

事業の実施内容、実施担当者の対応に反映されるべきものであり、実施担当者の研修内容等に組み込むことが望ましい。

ア　利用者へのアンケート

満足度だけでなく、主な利用目的が良い方向に向かったか確認する。

例）・孤立感が軽減されたか。
・仲間ができ、前向きに子育てに臨めそうか。
・身体的、心理的不安が改善されたか。
・育児の手技について理解し、自信を持って育児に向かえるようになったか。
・また利用したいと感じたか。

イ　実施担当者の報告

例）・利用者の不安や悩みを軽減することができたか。
・利用者の表情、言葉に変化があったか。
・必要に応じて、担当保健師や母子保健サービスにつなぐことができたか。

【資料】

(2)　事業の評価指標

産前・産後サポート事業は、妊産婦及びその家族が悩みや不安を軽減し、仲間をつくり、安心して地域で子育てに臨むことを目的とした事業であることから、多くの妊産婦及びその家族の利用が望まれる。産後ケア事業、子育て世代包括支援センター等と連携し、効果的に展開することで、以下の項目を参考に評価することを目指したい。

ア　アウトプット指標

例）・産前・産後サポート事業の利用実人数、延べ人数
　　・産前・産後サポート事業の認知度

イ　アウトカム指標

例）・妊娠・出産について満足している者の割合（健やか親子２１（第２次）の基盤課題A切れ目ない妊産婦・乳幼児への保健対策の健康水準の指標３）
　　・この地域で子育てをしたいと思う親の割合（健やか親子２１（第２次）の基盤課題Ｃ子どもの健やかな成長を見守り育む地域づくりの健康水準の指標１）
　　・ゆったりとした気分で子どもと過ごせる時間がある母親の割合（健やか親子２１（第２次）の重点課題①育てにくさを感じる親に寄り添う支援の健康水準の指標１）

Ⅲ　産後ケア事業ガイドライン

1　事業の目的

本ガイドラインにおける「産後ケア事業」については、改正法による改正後の母子保健法（以下「改正母子保健法」という。）第17条の2第2項に基づき、市町村[*1]が、分娩施設退院後から一定の期間[*2]、病院、診療所、助産所、自治体が設置する場所（保健センター等）又は対象者の居宅において、助産師等の看護職が中心となり、母子に対して、母親の身体的回復と心理的な安定を促進するとともに、母親自身がセルフケア能力を育み、母子の愛着形成を促し、母子とその家族が健やかな育児ができるよう支援することを目的とする。

具体的には、母親の身体的な回復のための支援、授乳の指導及び乳房のケア、母親の話を傾聴する等の心理的支援、新生児及び乳児の状況に応じた具体的な育児指導、家族等の身近な支援者との関係調整、地域で育児をしていく上で必要な社会的資源の紹介等を行う。

また、改正母子保健法第17条の2第3項に基づき、市町村は、妊娠中から出産後に至る支援を切れ目なく行う観点から、子育て世代包括支援センターその他の関係機関との必要な連絡調整、他の母子保健・児童福祉に関する事業等との連携を図ることにより、母子とその家族に対する支援を一体的に実施する。

＊1「2．実施主体」を参照のこと。
＊2「4．対象時期」を参照のこと。

2　実施主体

市町村

なお、本事業の趣旨を理解し、適切な実施が期待できる団体等に事業の全部又は一部を委託することができる。

また、単一市町村での実施が困難な場合には、複数の市町村が連携して整備等を行うことにより、各市町村の負担軽減を図ることが考えられる。

3　対象者

褥婦及び産婦並びにその新生児及び乳児のうち、下記(1)～(4)を基に、市町村の担当者がアセスメントし、利用者を決定する。

利用者の決定に当たっては、仮に母子に同居家族が存在しても、産婦や乳児に対する支援を十分行うことができないことも想定されることに鑑み、同居家族の有無等にかかわらず、子育て世代包括支援センターや産婦健康診査での相談等によって、支援が必要と認められる場合には積極的に事業の利用を勧奨することが望ましい。

また、里帰り出産により住民票がない状態の産婦をはじめ、住民票のない自治体において支援を受ける必要性が高いなどの状況であれば、住民票のない自治体において産後ケアも含めた母子保健事業等での支援を実施していただく必要があると考える。その際は、事前に住民票のある自治体などと当該産婦が現在滞在している自治体間でよく協議し連携すること。なお、母親のみの利用を妨げるものではない。

(1) 母親

① 産後に心身の不調又は育児不安等がある者

② その他、特に支援が必要と認められる者

なお、初産婦の場合は、初めての育児等に不安を抱えていること等があり、また経産婦の場合は、上の子どもの育児等の負担が大きいこと等があり、いずれもそれぞれに身体的・心理的負担を抱えているため、初産・経産については問わない。

また、日常生活や外出に困難を伴う家庭については、子育て世代包括支援センターや母子保健担当部署の職員が、妊娠届出時に加え、新生児訪問などを通じ、直接自宅に訪問する際、事業の説明と併せて、本事業の申請を受け付けるなど、その状況に配慮した柔軟な対応を可能とすること。特に、多胎児家庭の場合は配慮すること。

(2) 新生児及び乳児

自宅において養育が可能である者

(3) その他

地域の保健・医療・福祉・教育機関等の情報から市町村が支援が必要と認める者

例えば、妊娠･出産を経ない養親や里親については、児童相談所や里親支援機関、民間あっせん機関等による養育支援を受けている場合でも、その状況によっては育児に不安を抱え、支援が必要と認められることも想定されることから、その対象とすることが考えられる。

また、産後ケア事業の基本的な対象は母子であるが、父親についても、その育児参加を促すことは重要であり、そのような父親への支援を行う観点から、本事業に付随して父親への支援を行うことが考えられる。

(4) 除外となる者

① 母子のいずれかが感染性疾患（麻しん、風しん、インフルエンザ等）に罹患している者

② 母親に入院加療の必要がある者

③ 母親に心身の不調や疾患があり、医療的介入の必要がある者（ただし、医師により産後ケア事業において対応が可能であると判断された場合にはこの限りではない。）

4　対象時期

改正母子保健法第17条の2においては、本事業に関する市町村の努力義務の時期について「出産後1年」とされている。

これは、従来までの予算事業において、出産直後から4か月頃までの時期が、一般に母親の身体的回復と心理的な安定を促進し、育児に関する不安や生活上の困りごと等において専門的な指導又はケアが必要な時期として設定されたものである。

しかしながら、改正法においては、低出生体重児等の場合に、入院期間の長期化で退院時期が出産後4か月を超える場合もあることや、産婦の自殺は出産後5か月以降にも認められるなど、出産後1年を通じてメンタルヘルスケア(※)の重要性が高いことなどを踏まえて、「出産後1年」とされたところである。

そのため、市町村において本事業の対象時期を定める際には、こうした趣旨を踏まえ、母子及びその家族の状況、愛着形成の重要性、地域におけるニーズや社会資源の状況等を踏まえ判断する。

なお、早産児や低出生体重児の場合は、発育・発達の遅延等のリスクが大きく、母親は様々な不安や育児上の困難を抱えやすい傾向にあるため、出産予定日を基準にした修正月齢を参考にした産後ケアの利用が考えられる。

※　全ての働く人が健やかに、いきいきと働けるような気配りと支援をすること。

5　実施担当者

助産師、保健師、看護師を1名以上置くこと。特に、出産後4か月頃までの時期は、褥婦や新生児に対する専門的ケア（乳房ケアを含む。）を行うことから、原則、助産師を中心とした実施体制での対応とする。その上で、必要に応じて以下の①～③の者を置くことができる。

①　心理に関しての知識を有する者
②　育児等に関する知識を有する者（保育士、管理栄養士等）
③　本事業に関する研修を受講し、事業の趣旨・内容を理解した関係者

6　事業の種類

産後ケアに対する地域におけるニーズや社会資源等の状況から、短期入所（ショートステイ）型、通所（デイサービス）型（個別・集団)、居宅訪問（アウトリーチ）型の3種類の実施方法がある。

7　実施の方法

市町村は、本人又は家族の申請を受け、3(1)～(4)を基に、産後ケア事業の対象と認められた場合は、実施場所と日時を調整し本人に伝える。原則として利用料を徴収するため、本人の意向を尊重するよう努める。また、経済的減免の措置等、利用者の所得に十分配慮する（7(5)「利用料」を参照のこと)。

ケアの質を保つため市町村でマニュアルを作成する。また、ケア実施後の報告書、利用者に対するアンケート等で、事業全体の評価とともにケアの内容を確認すること

が求められる。

(1) **管理者**

各事業者は産後ケア事業の実施を管理する者を定めること。

(2) **短期入所（ショートステイ）型**

ア **事業内容**

利用者を短期入所させて産後ケアを行う。利用者は、例えば、産後に家族のサポートが十分受けられない状況にある者、授乳が困難な状況のまま分娩施設を退院した者、不慣れな育児に不安があり専門職のサポートが必要である者等が想定される。なお、分娩施設での延長入院（産褥入院）とは区別する必要がある。

利用期間は、原則として7日以内とし、分割して利用しても差し支えない。市町村が必要と認めた場合は、その期間を延長することができる。

実施担当者は、短期入所型の産後ケア事業については、実施場所によらず、1名以上の助産師等の看護職を24時間体制で配置する。

市町村の判断により父親、兄姉等の利用者の家族を同伴させることができる。家族の利用の際は他の利用者に十分配慮する必要があり、その旨あらかじめ確認しておく。

【ケアの内容】

① 母親の身体的ケア及び保健指導、栄養指導

② 母親の心理的ケア

③ 適切な授乳が実施できるためのケア（乳房ケアを含む。）

④ 育児の手技についての具体的な指導及び相談

⑤ 生活の相談、支援

イ **実施場所**

① 助産師の保健指導として産後ケアを行う場合は、病院若しくは病床を有する診療所において本来業務に支障のない範囲で空きベッドを活用して行う、又は入所施設を有する助産所において行うことが適切である。このため、実施に際しては、自治体の医務主管部局・衛生主管部局と十分に調整を行っておく必要があると考えられる。

② ①以外で短期入所（ショートステイ）型の産後ケアを実施する際には、原則として、居室・カウンセリングを行う部屋・乳児の保育を行う部屋・その他事業の実施に必要な設備を有する施設であり、かつ、適当な換気、採光、照明、防湿及び排水の設備を有すること。

ただし、近隣の他の施設において、本事業の運営に支障がないと認められる範囲で、共同で使用としてもよい。

なお、カウンセリングを行う部屋・乳児の保育を行う部屋については、本来

の利用に支障がない範囲内において利用状況に応じて、空室となっている居室を活用することも可能である。

ウ　留意事項

① 規模の特性を生かしたきめ細やかな良質なケアを行う観点から、利用人員はおおむね20名を上限としている。

② 利用者に対して持参するもの（健康保険証、母子健康手帳等、その他宿泊に必要なもの）を事前に連絡しておく。また、緊急時の連絡先についても確認しておく。

③ 短期入所（ショートステイ）期間中に提供する食事については、利用者の身体的回復に配慮し、また、帰宅後の生活の参考になるよう配慮した食事を提供することが望ましい。

④ イ②の施設の設置及び運営に当たっては、他の法令等を遵守するとともに、施設内の衛生管理に努める。

(3) 通所（デイサービス）型

個別又は集団（複数の利用者）に対して、病院、診療所、助産所、保健センター等に来所させて産後ケアを行う。利用者は、授乳が困難な状況のまま分娩施設を退院した者や、産褥経過が順調で育児について大きなトラブルは抱えていないものの、日中の支援者や身近に相談できる者がおらず、現在行っている授乳等の育児方法を確認することにより、不安の軽減が期待できる者等が想定される。また、心身の疲労が蓄積している場合、レスパイト(※)的な利用をすることも想定される。

※ 市町村事業である日中一時支援等のサービスを受けられない障害児者をもつ親・家族を一時的に、一定の期間、その障害児者の介護から解放することによって、日頃の心身の疲れを回復し、ほっと一息つける（レスパイト）ようにする会員制の援助事業

(3)―1　個別型

ア　事業内容

病院、診療所、助産所等において、利用者は予約した時間に来所し、必要なサービス（ケアの内容①～④の一部又は全部）を受ける。個人の相談、ケアに加え、仲間づくりを目的とした相談、グループワーク等を組み合わせて実施することも可能である。

【ケアの内容】

① 母親の身体的ケア及び保健指導、栄養指導

② 母親の心理的ケア

③　適切な授乳が実施できるためのケア（乳房ケアを含む。）
④　育児の手技についての具体的な指導及び相談

イ　実施場所

上記７(2) イと同じ。

ウ　留意事項

①　新生児及び乳児の兄姉を同伴させる際は、他の利用者に十分配慮する必要があり、その旨あらかじめ確認しておく。
②　食事を提供する場合は、利用者の身体的回復に配慮し、また、帰宅後の生活の参考になるよう配慮した食事を提供することが望ましい。
③　利用者が飲食物を持参した場合、冷蔵庫を利用する等食品の衛生管理に留意する。

(3)―２　集団型

保健指導、育児指導に加え、助産師等の看護職とともに母親同士が不安や悩みを共有することで仲間づくりにもつながる。

ア　事業内容

複数の利用者に対して、助産師等の看護職等が保健指導、育児指導等を行う。複数の利用者と複数の実施担当者がいることで、様々な情報を得ることも可能となる。一部スペースを区切り授乳スペースとするほか、必要に応じて、個別相談、授乳指導、休憩等ができるようにすることが望ましい。

利用者が、保健指導、育児指導を受けながら、身体的・心理的ストレスを軽減し、又は仲間づくりができるような環境づくりに配慮する。

【ケアの内容】

①　母親の身体的ケア及び保健指導、栄養指導
②　母親の心理的ケア
③　適切な授乳が実施できるためのケア（乳房ケアを含む。）
④　育児の手技についての具体的な指導及び相談

イ　実施場所

①　病院、診療所、助産所等の多目的室等
②　保健センター等の空室等

【保健センター等を利用する場合の工夫点】

保健センター等の部屋の利用に当たっては、以下のような設備及び備品等を

整えることが望ましい。

・和室又は洋室（洋室の場合はマットを敷く。）
・個人相談ができるようにパーテーション等で区切られたスペース
・母親の休憩用にカーテン等でプライバシーが確保されたベッド等の寝具
・ベビーベッド等の新生児及び乳児を寝かせるための寝具、バスタオル
・飲食用の座卓、冷蔵庫、電気ポット等
・新生児及び乳児の兄姉のための遊具、絵本等

ウ　留意事項

① 利用者が飲食物を持参した場合、冷蔵庫を利用する等、食品の衛生管理に留意する。

② 新生児及び乳児の兄姉を同伴させる際は、他の利用者に十分配慮する必要があり、その旨あらかじめ確認しておく。

(4) 居宅訪問（アウトリーチ）型

ア　事業内容

利用者と日時を調整し、利用所の居宅を訪問して保健指導、ケアを行う。利用者は、産後に家族のサポートが十分に受けられない者、身体的心理的に不安を抱えている者、授乳が困難な状況のまま分娩施設を退院するなど、授乳に支援が必要な者等が想定される。申し込み時の内容により、助産師をはじめとする専門職が十分な時間をかけ、専門的な指導又はケアを行う。

実施担当者は、助産師等の看護職や、利用者の相談内容によっては、保育士、管理栄養士、心理に関して知識のある者等が実施する。

保健指導又はケアを行うに当たっては、母子の状況を踏まえ十分な時間*を確保することが望ましい。

十分な時間*：利用目的の指導、ケアができる時間を市町村で定めておく。先進事例では３時間確保している自治体もあった。

【ケアの内容】

① 母親の身体的ケア及び保健指導、栄養指導
② 母親の心理的ケア
③ 適切な授乳が実施できるためのケア（乳房ケアを含む。）
④ 育児の手技についての具体的な指導及び相談

イ　実施場所

利用者の居宅

ウ　留意事項

① 訪問の際は、必ず市町村が発行する身分証明書（※）を携行する。

※ 身分証明書は本事業の実施者であることを示すものであり、職種を明示することが望ましい。なお、市町村において同様のものがある場合は、それに替えることも可能である。

② 本事業の訪問と同時期に行われる産婦訪問、乳児家庭全戸訪問事業、養育支援訪問事業又は産前･産後サポート事業（アウトリーチ型）は、それぞれ目的、事業内容が異なる。切れ目なく母子及びその家族を支えるため、利用者のその時の状態に合わせた重層的な支援が求められる。

(5) 産後ケア等サービスに係る利用料

市町村が実施する本産後ケア事業については、短期入所型、通所型、居宅訪問型とも、利用者から産後ケア等のサービスに係る利用料を徴収する。

また、生活保護世帯、低所得者世帯は、周囲から支援が得られない等の社会的リスクが高いと考えられるため、利用料の減免措置等の配慮が行われることが望ましい。

また、健康保険や国民健康保険等では、保健事業としてこれに対する補助を実施することも可能であることから、利用者が健康保険組合等に補助の実施状況を確認するよう伝えることが望ましい。

8 留意すべき点

① 安全面、衛生面には十分配慮する。賠償責任保険に加入することが望ましい。委託により事業を実施する場合、委託契約書において責任関係を明示すること。

② 業務の性質上、非常に繊細で機微な個人情報を扱うため、利用者のプライバシー保護に十分留意し、連携する他機関との間においても慎重な情報の取扱いが求められる。収集した個人情報は市町村の個人情報保護条例に基づき適切に取り扱う。個人情報の取扱いには十分留意する。

③ 実施に当たっては、実施機関、担当者によって相違が生じることがないよう、市町村でマニュアルを作成する。

④ 利用者の症状の急変等に緊急時に受け入れてもらう協力医療機関や保健医療面での助言が随時受けられるよう相談できる医師をあらかじめ選定する。また、利用者の症状の急変等に備えて、対応マニュアルの整備、定期的な研修を行うことが望ましい。

⑤ 事業の円滑な実施を図るため、関係団体等の協力を得て、保健・医療機関との連携体制を十分に整備すること。必要に応じて定期的な連携会議を開催するなどの工夫をすることが望ましい。

⑥ 事業実施に当たり、事故時の報告・連絡・相談のルート、災害時の対応等、必要な事項をあらかじめ取り決めておく。

※ ④～⑥については、委託先のみに任せるのではなく、市町村も対応することが望ましい。

9　実施者に対する研修

本事業に携わる専門職（助産師、保健師、看護師、管理栄養士、保育士等）、非専門職（母子に係る地域の人材、母子に係る活動を行い市町村が適当と認めたNPO法人等）それぞれに、研修を行う必要がある。

本事業の実施に当たり最も重要なことは、身体的・心理的にストレスを抱えている利用者に寄り添い、支援することである。事業に携わる者は、事業の趣旨、内容を理解するとともに、利用者に寄り添い、支援することについての理論と技術を習得する必要がある。また、研修を修了し実施担当者となった後も、現任研修として定期的に学ぶことが望ましい。

10　事業の周知方法

利用者及びその家族に対し、事業の内容だけでなく趣旨について十分に伝わるよう周知し、利用を積極的に促進することが求められる。加えて、家族の理解とサポートを得ることも必要である。

(1) チラシ・リーフレットの作成、配布

事業の趣旨及び内容を記載したチラシ・リーフレット等を作成し、母子健康手帳の交付、妊婦訪問及び両親学級等のタイミングに合わせて配布する。また、事業の趣旨及び内容だけでなく、利用者の声等もチラシ・リーフレット等に記載することも有効である。

資料の一部として配布するだけでなく、市町村の担当者が説明を加えると理解されやすい。加えて、妊婦健康診査、産婦健康診査を実施している病院、診療所、助産所にも協力を依頼し、特に必要と思われる方には、勧めてもらう。

(2) 市町村のホームページ

ホームページは住民が閲覧しやすく、また、写真や動画も容易に掲載できるため、より具体的に広報することができ、住民の理解を得られやすい。ただし、個人が被写体となる場合は肖像権に配慮し、事前に了解を得ることが必要である。

(3) その他

広報誌への掲載、広報用アプリ(※)の活用等、市町村で広報に使用できるものを重層的に活用し、利用者に確実に分かりやすく伝え、利用したくなるようなものとなるよう努める。

※　目的にあった作業をする応用ソフトウェア

11　事業の評価

事業の継続・拡充、質の担保のためには、定期的に評価し、より効果的な支援に

向けて運営方法を見直していくことが望ましい。評価の際には、利用者の声や満足度を反映することが望ましい。

(1) 事業内容の評価方法

事業の実施内容、実施担当者の対応に反映されるべきものであり、実施担当者の研修内容等に組み込むことが望ましい。

ア　利用者へのアンケート

満足度だけでなく、事業の利用の動機となった問題が改善したか確認する。

例）・身体的、精神的、社会的状況が改善されたか。
・授乳について自信を持って行えるようになった、トラブルが改善されたか。
・育児の手技について理解し、自信を持って育児に向かえるようになったか。
・また利用したいと感じたか。

イ　実施担当者の報告

例）・利用者の疑問を解決に導くことができたか。
・必要に応じて、担当保健師や母子保健サービスにつなぐことができたか。
・関係機関、他部署、地区担当保健師等からの紹介の場合、その主な理由が解決に向かっているか。

(2) 事業の評価指標

産後ケア事業単独では利用できる人数に限りがあり、アウトプットの評価はできても、市町村としての事業効果の評価は困難かもしれない。しかしながら、妊娠初期から切れ目ない支援を提供する子育て世代包括支援センター等と連携の上、産前・産後サポート事業等も活用し効果的に展開することで、母子及びその家族が健やかな育児ができるよう以下の項目を参考に評価することを目指したい。

ア　アウトプット指標

例）・子育てに不安等を抱えている産婦のうち産後ケアを利用した者の割合
・産後ケア事業の利用実人数、延べ人数
・産後ケア事業の認知度
・子育て世代包括支援センターにおける母子健康手帳交付時に産後ケア事業について説明した割合
・産後１か月でＥＰＤＳ(※) ９点以上を示した人へのフォロー体制がある市町村の割合（健やか親子２１（第２次）の基盤課題Ａ切れ目ない妊産婦・乳幼児への保健対策の環境整備の指標 14）
・育児不安の親のグループ活動を支援する体制がある市町村の割合（健やか親子２１（第２次）の基盤課題Ｃ子どもの健やかな成長を見守り育む地域

づくりの環境整備の指標７）

※　エジンバラ産後うつ病質問票。産後うつ病のリスク度の判定に役立つ。

イ　アウトカム指標

例）・利用者が産後ケア事業を利用するきっかけとなった問題が解決した割合
・妊娠・出産について満足している者の割合（健やか親子２１（第２次）の基盤課題Ａ切れ目ない妊産婦・乳幼児への保健対策の健康水準の指標３）
・この地域で子育てをしたいと思う親の割合（健やか親子２１（第２次）の基盤課題Ｃ子どもの健やかな成長を見守り育む地域づくりの健康水準の指標１）
・ゆったりとした気分で子どもと過ごせる時間がある母親の割合（健やか親子２１（第２次）の重点課題①育てにくさを感じる親に寄り添う支援の健康水準の指標１）

あとがき

「シェアハウス」と「産後ケア」……その接点はいったいどこにあるのか――。

著名な建築家・隈研吾氏の伴侶でもあり自身も建築家として最近「シェアハウス」の設計でにわかに注目を集めている篠原聡子・日本女子大学学長と、「産後ケア」の取り組みに長年にわたり携わってきた福島富士子・東邦大学教授。この2人の異色対談を最初に提案されたとき、すぐに浮かんだのが冒頭の疑問だった。だがその疑問はほどなく溶解することになる。

「全ての人的関係は母子関係から始まる」――。産後すぐの母子の「愛着形成」が始まるこの大事な時期を、どう社会的にケアしていくか、という問題意識からずっと研究にタッチしてきた福島教授は、キーワードとしてよく「ソーシャル・キャピタル」（社会関係資本＝社会、地域における人的ネットワークを指す概念）という言葉を使っている。少子化の進展、独居世帯の増加などにより、かつての大家族時代の生活環境が地域から全く失われてしまっている中で、新しい社会の関係作り、コミュニティ作りをどうしていくべきか。この視点が入ってくることで、「シェアハウス」と「産後ケア」

には自ずと、共通項が見いだせるようになるのではないか。

加えて異分野の人たちとの接点を入口として、まだまだ一般的には聞き慣れてはいない「産後ケア」という分野に興味を持ってもらうことの意義は大きい。

というのも、日本での「産後ケア」事業はまだ、行政が主導する母子保健の一分野にすぎないといった印象を受けるのも事実だからだ。この分野がもっと多くの人から注目され、多くの民間が参加するようになることが、少子化が進展している地域の再興にとってても重要なことだと考えられる。

そうした観点から、小社では2017年8月に『産後ケア』という本も刊行。そして、この度、産後ケアの基盤となる子育て世代包括支援事業についても入れ、昨今の法改正の内容を反映させた「改訂新版」として本書を発刊した。

本書の企画を提案下さった監査法人長隆事務所の長隆代表、監修の労をとっていただいた福島富士子先生、また対談及びインタビューにご登場いただいた篠原聡子先生、校正での前崎恭子氏並びに関係各位にこの場を借りて感謝申し上げます。

2021年8月　『財界』編集部

福島　富士子（ふくしま・ふじこ）
1957年（昭和32年）生まれ。静岡県出身。横浜国立大学大学院環境情報学府満期退学。医学博士。国立保健医療科学院を経て、2014年から東邦大学看護学部教授。13年一般社団法人産後ケア推進協会を創設。16年一般社団法人出産・子育て包括支援推進機構理事。一般社団法人ドゥーラ協会理事。

子育て世代包括支援事業 産前・産後ケア　～ここから始まるコミュニティづくり～

2021年8月24日　第1版第1刷発行

監修者　福島富士子
発行者　村田博文
発行所　株式会社財界研究所
［住所］〒100-0014　東京都千代田区永田町2-14-3
東急不動産赤坂ビル11階
［電話］03-3581-6771
［ファックス］03-3581-6777
［URL］https://www.zaikai.jp/

ライター　『財界』編集部
印刷・製本　図書印刷株式会社

ISBN 978-4-87932-147-3
定価はカバーに印刷してあります。